Podologia

Técnicas e especializações podológicas

Dados Internacionais de Catalogação na Publicação (CIP)
(Jeane Passos de Souza – CRB 8ª/6189)

Justino, Jayme Roberto

   Podologia: técnicas e especializações podológicas / Jayme Roberto Justino, Aparecida Maria Bombonato, Conceição A. de Paula Justino. – 2.ed. – São Paulo: Editora Senac São Paulo, 2019.

   Bibliografia.
   ISBN 978-85-396-2708-0 (impresso/2019)
   e-ISBN 978-85-396-2709-7 (ePub/2019)
   e-ISBN 978-85-396-2710-3 (PDF/2019)

1. Podologia 2. Pé – Anatomia   3. Pé – Anomalias   4. Pé – Doenças 5. Pé – Exame 6. Pé – Microbiologia 7. Podologia – Formação profissional   I. Bombonato, Aparecida Maria. II. Justino, Conceição A. de Paula. III. Título.

19-1017t

CDD – 617.585
BISAC MED100000

Índices para catálogo sistemático:
1. Pés : Medicina 617.585
2. Podologia : Medicina 617.585

JAYME ROBERTO JUSTINO
APARECIDA MARIA BOMBONATO
CONCEIÇÃO A. DE PAULA JUSTINO

Podologia

Técnicas e especializações podológicas

2ª edição

EDITORA SENAC SÃO PAULO – SÃO PAULO – 2019

ADMINISTRAÇÃO REGIONAL DO SENAC NO ESTADO DE SÃO PAULO
Presidente do Conselho Regional: Abram Szajman
Diretor do Departamento Regional: Luiz Francisco de A. Salgado
Superintendente Universitário e de Desenvolvimento: Luiz Carlos Dourado

EDITORA SENAC SÃO PAULO
Conselho Editorial: Luiz Francisco de A. Salgado
Luiz Carlos Dourado
Darcio Sayad Maia
Lucila Mara Sbrana Sciotti
Luís Américo Tousi Botelho

Gerente/Publisher: Luís Américo Tousi Botelho
Coordenação Editorial: Ricardo Diana
Prospecção: Ricardo Diana
Administrativo: Verônica Pirani de Oliveira
Comercial: Aldair Novais Pereira

Edição e Preparação de Texto: Gabriela Lopes Adami
Coordenação de Revisão de Texto: Janaina Lira
Revisão de Texto: Eloiza Mendes Lopes
Projeto Gráfico e Editoração Eletrônica: Veridiana Freitas
Capa: Veridiana Freitas
Fotografias: acervo dos autores, Wellcome Collection (pp. 35-36),
Museu do Forte de São João – Bertioga/SP (p. 24), iStock (foto da capa)
Coordenação de E-books: Rodolfo Santana
Impressão e Acabamento: Gráfica Serrano

Os autores e a Editora Senac São Paulo fizeram todos os esforços para contatar
detentores de imagens reproduzidas neste livro e pedem desculpas caso tenha
havido algum equívoco nos créditos. Caso isso tenha acontecido, por favor
entre em contato com a editora para que seja corrigido na próxima edição.

Proibida a reprodução sem autorização expressa.
Todos os direitos desta edição reservados à
Editora Senac São Paulo
Av. Engenheiro Eusébio Stevaux, 823 – Prédio Editora
Jurubatuba – CEP 04696-000 – São Paulo – SP
Tel. (11) 2187-4450
editora@sp.senac.br
https://www.editorasenacsp.com.br

© Editora Senac São Paulo, 2018

Sumário

Nota do editor, 9

Prefácio – Dr. Ney Fernando Prieto Peres, 11

Apresentação, 15

Capítulo 1 **Breve histórico da podologia no Brasil, 19**

Cuidados com os pés na época colonial, 19

Os índios e o cuidado com os
pés, com a higiene e com a saúde, 20

Calçados e patologias, 24

Evolução da podologia no
Brasil – do século XX até os dias atuais, 26

Capítulo 2 **Introdução à podologia, 31**

Estrutura dos pés, 32

Capítulo 3 **Instrumentais e materiais podológicos, 35**

Bisturis, alicates e pinças, 35

Brocas e fresas, 46

Curativos, 51

Capítulo 4 **Órteses ungueais e ortopodologia siliconada, 57**

Órteses ungueais, 57

Ortopodologia siliconada, 67

Avanços tecnológicos e
reflexão sobre a prática podológica, 72

Capítulo 5 **Podologia e a consciência ambiental, 81**

Uma pitada de história,
higiene e bons costumes, 81

Meio ambiente e sustentabilidade, 82

Resíduos biológicos, 85

Capítulo 6 **Patologias ungueais, 87**

Primeiras observações, 88

Principais patologias ungueais, 90

Parasitoses, 110

Capítulo 7 **Pé diabético, 115**

Relato histórico sobre a diabetes, 115

Fisiopatologia da diabetes mellitus, 116

O pé diabético e suas características, 121

O atendimento podológico ao diabético, 134

Capítulo 8 **Podoprofilaxia e prevenção, 141**

Profilaxia na Antiguidade, 141

Medidas profiláticas, 142

A primeira observação, 143

Perfil do profissional de podoprofilaxia, 147

Perfil dos clientes da podoprofilaxia, 148

Capítulo 9 **Podologia infantil, 149**

Formação do pé infantil, 150

Deformidades do pé infantil, 151

Outras patologias comuns em crianças, 157

Orientações gerais para o
cuidado com os pés infantis, 164

Perfil do podólogo que atende crianças, 168

Perfil do cliente que procura o
podólogo especializado em crianças, 169

Capítulo 10 **Podologia esportiva, 171**

Esporte, atividade física
e exercício físico: conceitos, 173

Principais lesões, 173

Capítulo 11 **Podologia geriátrica, 183**

O processo de envelhecimento e o pé, 184

Perfil do podólogo geriatra, 187

Perfil do cliente que procura o
tratamento de podologia geriátrica, 188

Conclusão, 188

Capítulo 12 **Podologia estética, 191**

Conduta do podólogo que
alia seu trabalho à estética, 191

Perfil do podólogo
especializado em estética, 194

Perfil do cliente que procura o
podólogo especializado em estética, 195

Capítulo 13 **Podologia ocupacional e podologia hospitalar, 197**

A podologia nas empresas, 197

Perfil do podólogo ocupacional, 201

Perfil do cliente que utiliza o
serviço de podologia ocupacional, 201

Podologia hospitalar, 202

Capítulo 14 **Atendimento a pessoas com deficiência e outras patologias, 203**

Deficiência física, 203

Deficiência mental ou intelectual, 204

Outras patologias e condições, 205

Considerações finais, 207

Capítulo 15 **Técnicas: hidratação podal e massagem relaxante podológica, 209**

Estrutura e funções da pele, 209

Hidratação e cuidados podológicos, 211

Massagem relaxante podal, 216

Capítulo 16 **Farmacologia, 229**

Conceitos em farmacologia, 231

Capítulo 17 **Aromaterapia, 239**

Óleos essenciais, 241

Óleos vegetais (carreadores), 245

Óleos minerais, 245

Sugestões de aplicação de óleos essenciais e vegetais, 246

Óleos essenciais na podologia, 247

Capítulo 18 **Marketing e fidelização de clientes, 249**

Marketing: alguns conceitos, 250

Estratégias de gestão aplicadas à podologia, 254

Estudo de caso, 259

Conclusão, 269

Conclusão **Deixe pegadas sólidas... não apenas rastros na areia, 271**

Bibliografia, 273

Nota do editor

Ao longo do tempo, a atividade de cuidar dos pés foi sendo exercida por diferentes pessoas e ofícios. Após uma longa trajetória para se firmar como atividade profissional reconhecida e oficializada, a podologia vem ganhando cada vez mais espaço e importância, contribuindo de forma significativa para a saúde e para o bem-estar da população.

Atualmente, além de saber diagnosticar e tratar as principais alterações dos pés e das unhas, o podólogo tem a função de orientar seus clientes quanto à higiene e à prevenção de patologias, promovendo saúde e conforto por meio de diferentes técnicas e aparatos.

Tendo em vista as especificidades que surgem em decorrência das condições de saúde e dos hábitos de vida da população, reafirma-se também a necessidade de conhecer a atuação e os princípios adotados nas diferentes especializações da área, como a podologia esportiva, a podologia infantil, a podologia geriátrica, entre outras; bem como a conduta adotada no tratamento de condições como a diabetes e as deficiências físicas e mentais, que exigem cuidados especiais.

Lançamento do Senac São Paulo, *Podologia: técnicas e especializações podológicas* aborda todos esses aspectos de forma ampla e didática, envolvendo tanto a teoria quanto a prática para auxiliar na formação de estudantes e aprimorar a atuação do podólogo em seu dia a dia.

Prefácio

Hoje em dia, a área da saúde costuma se atualizar com grande velocidade, trazendo novos tratamentos e tecnologias e contribuindo excepcionalmente para a melhora de nossa saúde e de nosso bem-estar. Não poderia ser diferente em relação à contribuição dos nossos colegas técnicos em podologia.

A quantidade de afecções relacionadas aos pés é vasta: desde o nascimento, passando pela idade de atividade física e laboral até o envelhecimento, existem doenças que diminuem muito nossa qualidade de vida e que muitas vezes poderiam ser evitadas com um cuidado profilático simples e frequente. Por isso, manter a saúde e o conforto dos pés é fundamental, e a grande quantidade de técnicas dominadas pelos podólogos contribui largamente para que isso aconteça.

Como ortopedista e diabético, sei o quanto essa contribuição é valiosa e o quanto ela vem trazendo novos benefícios ao tratamento das afecções dos pés. A leitura de *Podologia: técnicas e especializações podológicas* é de grande valia a todos os colegas da área da saúde, pois o livro contém informações atualizadas e pertinentes à atuação de médicos, enfermeiros, técnicos em enfermagem, técnicos em podologia, enfim, todos os profissionais que procuram, com seu trabalho, melhorar a saúde do próximo.

A obra conseguiu abordar a parte técnica e científica da podologia de uma maneira objetiva, didática e de fácil entendimento, podendo ser aproveitada também por leigos, uma vez que o cuidado com a saúde dos pés é de grande importância na nossa vida diária, tanto em relação à profilaxia das patologias como ao tratamento de problemas crônicos.

Não posso deixar de mencionar a maneira ética com que os autores escrevem, respeitando os profissionais de outras áreas e principalmente o seu próprio trabalho, deixando aos futuros técnicos em podologia uma lição de conduta e profissionalismo rara nos dias de hoje.

Dr. Ney Fernando Prieto Peres
Ortopedista especialista em cirurgia do quadril.
Fellowship em cirurgia minimamente invasiva do quadril
e navegada por computador – Sports Medicine North Clinic
(Boston, Massachusetts – Estados Unidos)
e integrante do Grupo do Aparelho Locomotor
do Hospital Israelita Albert Einstein.

Agradecimentos

Em primeiro lugar, queremos agradecer a Deus por nos dar forças para realizar mais este trabalho. Senhor, continue nos abençoando sempre.

Aos nossos filhos: Alberto e Carolina, Kelly e Tatiany, pelo apoio incondicional aos nossos projetos e (mais uma vez) por entender nossas ausências.

Aos nossos clientes, que direta ou indiretamente colaboraram para nossa evolução.

A todos os alunos que passaram por nós, e aos que estão conosco atualmente. Vocês nos ensinam todos os dias.

Aos nossos colaboradores: Alberto, Andreza, Carolina, Isabela, Humberto, Maria Lúcia, Rogério, Salete e Wellington, por aceitarem fazer parte deste desafio. Se os convidamos é porque confiamos no trabalho de vocês.

E, por último, mas não menos importante, aos nossos parceiros, que estão sempre ao nosso lado, independentemente dos espinhos do caminho.

A todos o nosso sincero muito obrigado. Vocês são muito especiais.

Apresentação

A atividade de cuidar dos pés já existe há muitos séculos. Desde os cuidadores de pés no Antigo Egito, que eram mumificados com seus instrumentais e enterrados nas catacumbas junto aos faraós, para que em outra vida pudessem continuar a servi-los; passando pelo Império Romano, cujo exército contava com soldados especializados em cuidar dos pés dos demais; pela época da colonização das Américas, entre muitos outros exemplos até os dias atuais: ao longo da história podemos encontrar vários registros de pessoas dedicadas ao cuidado dos pés, mesmo antes de a atividade ser instituída como uma profissão.

Em suas respectivas épocas, os podólogos já foram os índios nativos do Brasil, que, mesmo antes do "descobrimento" destas terras pelos portugueses, já conheciam e praticavam a higiene dos pés, ajudando uns aos outros com certos cuidados que mantinham a saúde, pois esses serviços não interessavam ao pajé. Já foram, também, os jesuítas, como Padre Anchieta, que, com humildade e simplicidade, cuidavam dos pés de seus semelhantes. Também foram os escravos de ganho dos médicos na época da colonização (médicos estes que muitas vezes haviam sido expulsos da Europa), pois era um serviço que não lhes interessava e que, durante anos no Brasil, foi considerado uma atribuição de escravos e caboclos.

Já no século XX, os "podólogos" do Brasil foram, por exemplo, empregados da organização do Dr. Scholl, fundada pelo médico americano e especializada no tratamento dos pés com as mãos, na qual os profissionais eram treinados para trabalhar em lojas no mundo inteiro. Por muito tempo, também, os cuidadores dos pés foram profissionais formados com o título de pedicuro, treinados pela escola profissionalizante no final da década de 1970, em que a única exigência para o ingresso era ter a conclusão do hoje chamado ensino fundamental. Os alunos, em sua grande maioria, eram filhos de operários ou adultos desempregados e donas de casa em busca de uma profissão para ajudar no orçamento familiar. Nos anos 1990 e 2000, os podólogos foram, ainda, profissionais universitários vindos de outras áreas de atuação, os quais, fugindo de baixos salários e da falta de colocação no mercado de trabalho, viram nos cursos técnicos a oportunidade de inserção nesse mercado ascendente, pois naquela época as universidades lançavam profissionais muito além da demanda e os técnicos eram poucos. Essa época abriu caminho para que os profissionais da podologia conquistassem seu próprio espaço de trabalho, o que chamou a atenção, também, de novas instituições de ensino e novos investidores. Os cursos e a profissão, consequentemente, foram ganhando maior fiscalização.

Nós podólogos somos, portanto, o que o mercado e os clientes exigem em todas as fases da nossa história. Nosso trabalho como cuidadores dos pés já é conhecido há milênios, sempre servindo a quem precise dos nossos serviços. Até nas fábulas estamos presentes, pois fomos o ratinho que tirou a farpa do pé do leão...

Ao longo da história, trocamos de nome várias vezes. Nunca fomos reis, milionários, generais, nem médicos nem pajés. Já fomos, inclusive, analfabetos, semianalfabetos, profissionais com o primeiro grau incompleto... Com o tempo, com o avanço e a profissionalização de nossa atividade, esse cenário mudou; porém, ainda temos o orgulho de afirmar que esta sempre foi e será uma profissão humilde, e o dia que deixarmos de ser humildes, não seremos mais bons profissionais da saúde.

Atualmente, no Brasil, estamos vivendo uma fase de adaptação no trabalho que moderniza a profissão de podologia. Esse modelo de trabalho não pode passar a um patamar mais elevado sem uma especialização específica, como a podologia geriátrica, a esportiva, a infantil, entre outras. Somente após esses estudos direcionados o podólogo estará preparado para enfrentar as adversidades que podem surgir no decorrer de seu desempenho profissional. Ao conhecer profundamente o campo de estudo, podemos pensar em evolução e, desse modo, em mais preparo para o uso de equipamentos de última geração, com treinamento para sua utilização, bem como em estudos e pesquisas comprovados, que possam nos auxiliar a atuar com segurança e responsabilidade.

Nos últimos anos foi possível notar, também, um grande número de podólogos brasileiros atuando fora do Brasil com sucesso e reconhecimento. Esse fato nos leva a questionar por que esses países, que muitas vezes contam com profissionais com níveis mais elevados de estudos, assim como métodos, técnicas e recursos mais avançados – como o uso de anestésicos e tratamentos cirúrgicos – recebem bem nossos profissionais. A resposta é que, pelas características específicas de nossas técnicas de trabalho e por nossa excelente atuação preventiva, a podologia brasileira tornou-se também uma referência, inclusive para turistas do mundo todo que visitam o nosso país.

Em países da Europa e da América do Norte, a evolução tecnológica ascendeu a um patamar médico que, no entanto, muitas vezes deixa o procedimento básico, conservador e preventivo no esquecimento. No Brasil, estamos caminhando para o mesmo patamar de ascensão profissional. Devemos buscar esse crescimento para que tenhamos maior liberdade de atuação, mas sem esquecer a base de origem, que é a podologia preventiva – nunca devendo almejar um nível médico, pois aí deixaremos de ser podólogos.

Pensando na importância dessa atuação, em 2014, iniciamos uma longa jornada de estudos para realizar o sonho de escrever este livro direcionado para podólogos, visto que havia pouca literatura em português nesse segmento. Como ninguém é especialista em tudo, convidamos alguns profissionais, colegas de trabalho e apaixonados pelo que fazem, como nós, a nos auxiliar a escrever sobre o que fazemos de melhor. Foram infindáveis dias de estudos, leitura e pesquisa, que exigiram certa ausência nos momentos com a família, mas renderam muita satisfação de ver mais um projeto em evolução.

Após alguns anos do início do nosso sonho, entregamos aos profissionais de podologia mais uma fonte de pesquisa para o en-

Apresentação

riquecimento da profissão. *Podologia: técnicas e especializações podológicas*, portanto, é um livro a partir do qual os leitores poderão conhecer um pouco mais sobre o cuidado com os pés, tanto por meio de uma perspectiva histórica, abordando a podologia ao longo dos séculos até chegar àquela praticada hoje, quanto pela abordagem técnica essencial à formação.

Boa leitura!

Os autores

1

capítulo

Breve histórico da podologia no Brasil

CUIDADOS COM OS PÉS NA ÉPOCA COLONIAL

Para contar a história de uma profissão no Brasil, o pesquisador precisa ler centenas de artigos de historiadores a fim de compreender o panorama da época. Muitas vezes, essa pesquisa se assemelha à tentativa de montar um grande quebra-cabeças, pois é comum que as informações estejam fragmentadas em pequenos relatos, os quais podem ser descobertos em registros de cartórios e de igrejas, em livros, em cartas e até em pinturas ou outros artigos encontrados em museus e outras instituições espalhadas pelo Brasil e pelo mundo. É preciso, também, conhecer um pouco das condições de vida e da política do período estudado e, no caso da podologia, das condições de saúde das populações. No futuro, novas descobertas podem enriquecer essa história e novas versões podem surgir, fazendo-nos rever e ampliar essa pesquisa.

Os registros de uma atividade – embora ainda rudimentar – de podologia no Brasil datam do início de nossa colonização. Nessa época, entre os portugueses que emigraram para cá, vieram os primeiros profissionais médicos, humildes cirurgiões, aprendizes de boticário, jesuítas, entre outros. Muitos desses cristãos novos que emigraram para a terra distante tinham a intenção de fugir da Inquisição que os perseguia na Península Ibérica, e foram trazidos pelas expedições dos destinatários de capitanias, juntamente de desertores, burgueses, membros arruinados da pequena nobreza, artífices, soldados de várias nações europeias e aventureiros.

Nessa época, o homem branco foi responsável pela introdução de doenças até então desconhecidas por aqui, como a tuberculose, a sífilis e a hanseníase (lepra). Os homens que exerciam a medicina, em geral, viviam humildemente e tinham um pouco mais de instrução que os demais colonos. Eram mal remunerados e não gozavam de prestígio social. A maioria dos médicos que vieram ao Brasil era predominantemente formada por cirurgiões, dividindo-se em três categorias: cirurgião barbeiro, cirurgião aprovado e cirurgião diplomado.[1] Alguns treinavam escravos adquiridos para auxiliá-los em seu trabalho, pois, no geral, a profissão os absorvia de tal maneira que eles não tinham tempo para diversificar seu ofício.

Uma das atividades exercidas por esses escravos naquele período era a do tratador de pés. O chamado bicho-de-pé era uma das patologias mais frequentes no início da colonização, afetando igualmente índios, brancos e negros. Muitas vezes, pessoas mais abastadas alugavam os serviços de um escravo especializado para extrair os parasitas e tratar os pés.

Naquela época era comum que pequenos comerciantes e quitandeiros também tivessem escravos para comercializar seus produtos, o que era feito em domicílios, em tabuleiros ou barracas, para a população em geral. Para obter o melhor lucro e um bom resultado nas vendas, era necessário recompensar esses escravos, então era oferecida uma comissão como "salário" por suas vendas. Portanto, os escravos que atuavam como tratadores de pés também tiveram uma comissão para premiar o seu bom desempenho. Estes eram chamados "escravos de ganho".

OS ÍNDIOS E O CUIDADO COM OS PÉS, COM A HIGIENE E COM A SAÚDE

Antes da colonização, os índios que habitavam as terras brasileiras já possuíam conhecimentos que os permitiam tratar a saúde utilizando recursos naturais. Pesquisas recentes de cartas enviadas a Portugal na época do descobrimento e início da colonização

---

[1] Os chamados cirurgiões barbeiros eram cristãos novos, mestiços e negros que recebiam autorização escrita para exercer a profissão. Os cirurgiões aprovados atuavam especificamente nas tropas reais do Brasil colônia, e os cirurgiões diplomados eram aqueles que haviam concluído o curso de medicina em universidades europeias ou nas faculdades de medicina brasileiras do século XIX (no Rio de Janeiro ou na Bahia).

indicam, por exemplo, que os índios tinham conhecimentos sobre fraturas, as quais imobilizavam com talas de bambu; amputação; suturas (feitas com um cipó específico); anestesia (sendo que alguns dos componentes utilizados seriam incorporados às primeiras anestesias modernas, quinhentos anos depois); controle da natalidade (não era permitido ter mais do que dois filhos por família, pois esse era o máximo que uma mãe poderia carregar em caso de fuga causada pelos constantes atritos tribais); e, o mais importante, higiene, pois os índios se banhavam de quatro a cinco vezes ao dia. Nesses banhos também praticavam natação, o que auxiliava a manter o porte físico. Além de manterem organizadas suas aldeias e suas ocas, eles nunca jogavam seus dejetos nos rios, pois sabiam que dos rios e das matas tirariam os recursos para sua sobrevivência.

No que diz respeito ao cuidado com os pés, após o banho era rotina usarem pedras porosas na região plantar, esfregarem folhas que promoviam esfoliação da pele, e outras folhas hidratantes e perfumadas para manter a hidratação. Para feridas ulcerosas, que eram muito comuns na época, eram esfregadas folhas causticantes até irritar o local, e depois aplicadas folhas trituradas ou mastigadas como curativos. Os relatos em cartas afirmam que a cicatrização era rápida.

Esses hábitos de higiene e saúde eram comuns a todos os habitantes das aldeias e eram praticados regularmente; os índios ajudavam uns aos outros sem nenhuma forma de pagamento. Os casos mais complexos eram tratados pelo pajé, que recebia privilégios pelo seu serviço.

Por andarem descalços, os índios possuíam uma musculatura mais desenvolvida nos pés e uma resistência maior na pele. Grande parte de suas patologias podológicas eram originadas por picadas de animais e feridas provocadas por espinhos e gravetos.

Com a chegada dos colonizadores, os índios acabaram entrando em contato com novas doenças e pragas, as quais ajudaram a dizimar quase toda a população nativa. Mesmo assim, a sabedoria indígena permitiu que os boticários tomassem conhecimento de novos medicamentos e ervas, os quais foram muito utilizados até praticamente o final do reinado de Dom Pedro II, pois os medicamentos vindos da Europa eram muito caros e sua importação

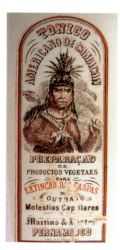

FIGURA 1. RÓTULO DE UM MEDICAMENTO PRODUZIDO NO BRASIL EM 1888 DEMONSTRANDO A INFLUÊNCIA DOS ÍNDIOS E DE SEUS MEDICAMENTOS.

era difícil. Com esses conhecimentos, os boticários também desenvolveram tinturas, extratos e xaropes, entre outros produtos, que foram de grande ajuda para os médicos. Alguns, inclusive, são usados até os dias atuais.

No século XVI, alguns trechos das cartas de Padre Anchieta[2] também levam a crer que ele foi um dos primeiros cuidadores de pés do Brasil, por se intitular "médico sapateiro" e por ter assimilado conhecimentos da medicina indígena, tratando de feridas e chagas das pernas e dos pés – patologias frequentes que acometiam os novos habitantes da colônia em virtude das dificuldades de andar calçados adequadamente e da grande quantidade de insetos, répteis e até de animais domésticos que transitavam entre a população.

A seguir são reproduzidos alguns trechos transcritos das cartas de Anchieta:[3]

> Neste tempo que estive em Piratininga, que foi mais de um ano, servi de alveitar algum tempo, isto é, de médico daqueles índios (...). Além disso, aprendi cá um ofício, que me ensinou a necessidade, que é fazer alpargatas, e já sou bom mestre; e tenho feito muitas para os irmãos, porque não se pode cá andar pelos matos com sapatos de couro.
>
> *(Carta de Anchieta aos irmãos enfermos de Coimbra, datada de 20 de março de 1555.)*

> Nessa terra os peixes são muitos sadios, podem-se comer todo o ano até na doença, sem mal para a saúde, e sem perigo de sarna, que aqui não há. (...)
> O cancro (que lá é tão difícil de curar) cura-se facilmente pelos índios. (...) Do barro de que fazem vasilhas, aquecem ao fogo um pouco, bem amassado, e, tão quente quanto a carne o possa suportar, aplicamos aos braços do cancro, que pouco a pouco morrem; e repetem isto tantas vezes até que, mortas as pernas e o corpo, o cancro desprende-se e cai por si. Há pouco se provou isto por experiência com uma escrava dos portugueses quando padecia desta doença.

> Isto quanto aos animais que vivem na água. Quanto aos que vivem na terra, há-os que são desconhecidos

---

[2] Padre José de Anchieta (1534-1597) veio para o Brasil em 1553. Além de catequizar e ensinar latim aos índios, o jesuíta aprendeu com eles a língua tupi, entre outros conhecimentos. Participou da fundação do primeiro colégio de jesuítas de São Paulo e escreveu diversas poesias, sermões, cartas, peças teatrais e até uma gramática da língua indígena. (N. E.)

[3] Cf. J. Anchieta apud H. A. Viotti, *Cartas, correspondência ativa e passiva do Padre Joseph de Anchieta, S.J.* (São Paulo: Edições Loyola, 1984).

nessa parte do mundo. E em primeiro lugar há os diversos gêneros de cobras venenosas. Umas chamam-se jararaca, muitíssimo frequente nos campos, nos matos e nas próprias casas, onde não raro as encontramos, e cuja mordedura mata no espaço de vinte e quatro horas, ainda que às vezes aplicando-se-lhe remédio se escapa à morte. E acontece entre os índios que, se são mordidos e escapam à morte e tornam a ser mordidos, não só não correm perigo de vida mas também sentem menos dor, como mais de uma vez experimentamos.

(Carta de José de Anchieta ao Padre Diogo Laínes, datada de 31 de maio de 1560.)

Com o governador, veio o Pe. Manuel da Nóbrega, muito doente e magro, com os pés e o rosto inchados, as pernas cheias de apostemas, e com outras muitas enfermidades, as quais, logo que aqui chegou, se começou a achar melhor.

(Carta de José de Anchieta ao Padre Diogo Laínes, Roma, datada de 1º de junho de 1560.)

Depois de partido o Pe. Luís da Grã para a Bahia de Todos os Santos, com o governador, no mês de junho, (...) se foi o Pe. Manuel da Nóbrega a Piratininga, a visitar os irmãos, que ele, depois que chegou da Bahia, ainda não havia visitado por suas muitas enfermidades, de que se esteve curando. Das quais, depois que um pouco convalesceu, se partiu logo, passando assaz incômodo, por ter as pernas todas chagadas, e ainda escarrar sangue, e os caminhos serem mui ásperos e despovoados, onde não há convivência, a não ser de onças, cujas pegadas achamos muitas vezes frescas, por onde passamos.

(Carta de José de Anchieta ao Padre Diogo Laínes, datada de 30 de julho de 1561.)

Por meio desses relatos, temos mais um indício de que o conhecimento que os índios tinham de uma vida saudável e o vasto domínio sobre os medicamentos naturais encontrados em nossas terras foram uma grande riqueza (talvez até maior do que o ouro e as pedras preciosas), a qual, infelizmente, se tivesse sido mais explorada, poderia ter nos dado a oportunidade de ser hoje uma potência na indústria farmacêutica mundial.

PEDIGRAFIA

No Museu do Forte de São João, em Bertioga, São Paulo, encontra-se uma placa confeccionada em pedra na qual estão representadas as impressões plantares dos nativos da região. Por meio dela pode-se observar, portanto, o tipo de pisada de cada grupo que habitava o local. Da esquerda para a direita, estão identificadas as seguintes tribos: Terena, Bororó, Bakairi, Xinguano e Guarani. Na primeira fileira estão representados os pés direitos, e na segunda, os pés esquerdos.

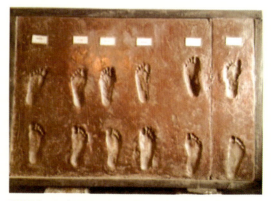

FIGURA 2. DO INÍCIO DA COLONIZAÇÃO – A PRIMEIRA PESQUISA ÉTNICA DE PEDIGRAFIA DO BRASIL DE QUE SE TEM CONHECIMENTO.

CALÇADOS E PATOLOGIAS

Como vimos, em qualquer época que o homem tenha vivido, para entender suas patologias podológicas temos que levar em conta o seu modo de vida, os hábitos de higiene, o tipo de trabalho exercido, o grupo étnico de origem, a região em que vivia e, além disso, o tipo de calçado utilizado.

Na época da colonização, por exemplo, os habitantes das cidades usavam uma espécie de tamanco com sola de madeira e tecido, de preferência a seda. Como não tinham bons hábitos de higiene, as patologias que mais surgiam entre eles eram a *tinea* interdigital, a onicomicose, as calosidades de calcâneo e as fissuras, graças às condições de umidade e calor e ao calcâneo exposto no calçado utilizado. Já os senhores da região rural e os bandeirantes usavam um tipo de bota feita de couro, muito rústica e resistente, em que não havia pé direito ou esquerdo, pois essa denominação é mais recente. Este tipo de calçado provocava calos e calosidades no antepé.

Com a chegada dos escravos africanos, outros tipos de patologia passaram a aparecer. No início, todos os escravos andavam descalços e, assim como os índios, suas maiores patologias eram bicho-de-pé, farpas, espinhos, feridas e úlceras. Posteriormente, aos escravos que eram libertos foi permitido utilizar calçados. Com o tempo, e em virtude da miscigenação, estes passaram a adquirir as mesmas doenças do homem branco.

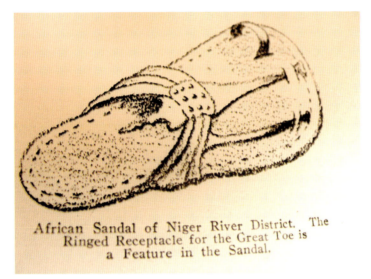

FIGURA 3. FOTO TIRADA DO LIVRO DO DR. SCHOLL, A QUAL FAZIA PARTE DO ESTUDO EM QUE ELE RELACIONAVA TIPOS DE PÉS E MODELOS DE CALÇADOS AO HÁBITAT DAS PESSOAS ATRAVÉS DOS TEMPOS.

No início do século XX, os calçados um pouco mais sofisticados possuíam tachinhas nas solas e nos saltos. Quando gastos, estes provocavam calos e feridas na planta dos pés. Além disso, uma bota muito usada pelas senhoras da época era trançada com um cadarço sobre um tipo de rebite de metal, e provocava um calo, hoje extinto, chamado de calo de Millet, na região do dorso do pé e em parte da perna.

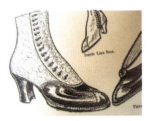 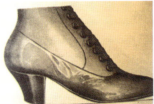 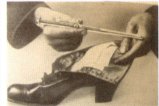

FIGURAS 4 A, B, C. A SÉRIE DE FOTOS REPRODUZIDAS NO LIVRO DO DR. SCHOLL MOSTRA BOTINHAS ANTIGAS, NAS QUAIS SE NOTA A PRESENÇA DE REBITES NA REGIÃO FRONTAL E O USO DE TACHINHAS PARA FIXAÇÃO DO SOLADO. OS REBITES DAVAM ORIGEM AOS CALOS DE MILLET, E AS TACHINHAS NO SOLADO, QUANDO GASTAS, PROVOCAVAM LESÕES PLANTARES.

Breve histórico da podologia no Brasil

Atualmente, todo indivíduo moderno utiliza calçados de vários tipos e modelos, que variam de acordo com seu gênero, idade, grupo social, profissão, etc. Outros fatores que também podem ser considerados são a região do país em que habita, se é uma zona urbana ou rural, etc.

EVOLUÇÃO DA PODOLOGIA NO BRASIL – DO SÉCULO XX ATÉ OS DIAS ATUAIS

A partir do século XIX, com o final do Segundo Reinado e a chegada de diversos imigrantes ao Brasil, novas ferramentas (como os bisturis) e novas técnicas passaram a ser incorporadas ao cuidado dos pés.

No século XX, em 1930, teve início a legalização das profissões durante o governo de Getúlio Vargas, e em São Paulo, como a podologia ainda não era uma profissão reconhecida, os profissionais – na época chamados de pedicuros – passaram a ser sindicalizados junto ao Sindicato dos Oficiais de Barbeiros e Cabeleireiros. Esse sindicato criou escolas para que estes profissionais pudessem atuar no ofício, mas somente após a emissão do certificado o aluno teria o direito à carteira de trabalho assinada.

Em 1934, a profissão de enfermagem foi oficialmente legalizada, junto a outras atividades, e dentro dela havia a especialidade de "enfermeiro-pedicura". A lei definia que os profissionais que apresentassem firma autenticada comprovando prática em enfermagem efetiva de 5 anos ou mais poderiam ser inscritos como "enfermeiros práticos pedicuros licenciados" no serviço de enfermagem, e poderiam instalar salas de trabalho guarnecidas com os móveis e instrumentos necessários à especialidade. A abertura dessas salas deveria ser autorizada pelo serviço de fiscalização do exercício profissional.

Em 1936, chegou ao Brasil a organização americana de William Scholl, conhecido como Dr. Scholl. Sua primeira loja foi aberta no Rio de Janeiro, e em seguida em São Paulo, na Rua do Arouche. Os profissionais que atuavam nas lojas eram formados pela própria organização, que instituiu o nome de "quiropodia" para a prática dos cuidados com os pés e de "pratipédicos" para os responsáveis pela confecção de palmilhas protetoras e pela indicação de calçados (surgindo então o balconista especializado). Foram divididas, então, as competências e funções, determinando, portanto, um rumo diferente dos chamados pedicuros da época. O curso durava de dois a três meses, e o sistema instituído por Scholl foi praticado até 1978.

Em 1957, os pedicuros tornaram-se uma categoria filiada à medicina, a qual, portanto, passou a ser fiscalizada pelo Serviço Nacional de Fiscalização da Medicina e da Farmácia (SNFMF), núcleo pertencente ao Departamento Nacional de Saúde. Um decreto de 1961 determinou que, para o exercício de profissões relacionadas à atividade de prevenir ou curar os doentes, seria indispensável possuir o diploma ou um certificado outorgado por escola oficial reconhecida ou equipada, prevista ou autorizada por lei. Nessa época, o sindicato dos Barbeiros de São Paulo passou a emitir o diploma de "calista".

Em 1964, foi fundada a Associação Brasileira de Pedicuros (ABP). No ano seguinte, porém, houve um retrocesso para a profissão: o relator da lei de Diretrizes e Bases do Conselho Estadual de Educação do Estado de São Paulo não anexou a categoria profissional à lei, e, portanto, a profissão foi considerada inexistente para esse órgão. Somente em 1970 passou a ser novamente considerada uma atividade afim da medicina.

Nesse início, no entanto, a própria formação do podólogo e sua atuação enquanto profissão ainda eram pouco formalizadas. Em 1974, por exemplo, os exames para atuar na profissão, que em São Paulo eram efetuados na Santa Casa de Misericórdia, chegaram a ser cessados. A profissão foi quase considerada extinta em virtude do pequeno número de profissionais atuantes no mercado.

Em 1978, alguns fatores contribuíram para que a profissão se reerguesse. Com a extinção dos cursos oferecidos pelo Dr. Scholl, a atuação da ABP, aliada ao Senac, foi importante para aumentar as ofertas de cursos e incluí-los em outras instituições educacionais, ampliando o número de profissionais no mercado. Nesse mesmo ano, o Senac iniciou a qualificação profissional de pedicuro com carga horária de 490 horas.

Breve histórico da podologia no Brasil

Aos poucos, o serviço de podologia foi sendo mais valorizado e atraiu o interesse de novos investidores na área, criando novas redes de prestação de serviço no Brasil, que passaram a explorar o setor e a demandar um maior número de profissionais em todo o território nacional.

Em 1991, a ABP realizou o primeiro congresso da área no país, trazendo ainda mais visibilidade para a profissão. Nesse evento discutiram-se principalmente as técnicas e os materiais utilizados, como brocas e fresas, e o perigo de se utilizar ácido fênico em alta concentração nos procedimentos podológicos.

De 1991 a 1993, ocorreu também a transição do nome da profissão de pedicuro para podólogo, e em 1993 foi aprovada a portaria do Centro de Vigilância Sanitária que dispõe sobre o funcionamento dos estabelecimentos que exercem a atividade de podologia.

Com base em pesquisas e na experiência prática, a podologia foi evoluindo, assim como as tecnologias aplicadas e a grade curricular dos cursos de formação. Da década de 1990 em diante foram introduzidos, por exemplo, o micromotor (substituindo o motor de chicote), para facilitar o uso de brocas e fresas; a órtese metálica e de fibra de memória molecular; as técnicas de ortopodologia siliconada e também as de massagem relaxante e hidratação podal, entre outros materiais e técnicas.

A atividade foi adquirindo características particulares, diferenciando-se de outras ocupações, e em 2000 entrou para a Classificação Brasileira de Ocupações (CBO). Em 2015, a lei que regulamenta a podologia enquanto profissão passou pela Câmara, foi aprovada e enviada para o Senado (onde ainda permanece). Segundo o Projeto de Lei nº 6042/05, entre as atribuições do podólogo estão a de tratar as doenças superficiais dos pés; efetuar curativos e atender emergências; orientar pacientes sobre medidas preventivas e promover proteções e correções podológicas, além de preparar moldes e modelos para órteses e próteses. O profissional deve possuir um diploma de habilitação de técnico de nível médio ou um diploma de graduação em podologia; e manter registro nas Secretarias de Saúde dos estados. Segundo essa proposta, deverão ser criadas, até dez anos depois da publicação da lei, as condições para que a habilitação de podólogo ocorra apenas em cursos de graduação, em nível superior.[4]

4 Cf. "Câmara aprova regulamentação da profissão de podólogo", Câmara Notícias, 1º set. 2015. Disponível em http://www2.camara.leg.br/camara noticias/noticias/TRABALHO-E-PREVIDENCIA/495169-CAMARA-APROVA-REGULAMENTACAO-DA-PROFISSAO-DE-PODOLOGO.html. Acesso em 28/8/2017.

Podologia: técnicas e especializações podológicas

Com esse breve histórico, podemos perceber que a profissão de podologia encontrou alguns obstáculos, mas também obteve muitos avanços desde seu surgimento até os dias de hoje. O acesso a esse serviço, que por muito tempo ficou restrito às classes mais altas, também se popularizou, tornando-se mais amplo e acessível a todas as classes sociais. Uma tendência dos últimos anos na área são os cursos de especialização, pois algumas parcelas do público necessitam de tratamento diferenciado para os pés – por exemplo, os praticantes de esportes, os clientes idosos, os portadores de diabetes, etc.

Devemos continuar lutando para que podólogos e profissionais da área da saúde trabalhem em equipes multidisciplinares, cada um respeitando seu espaço e área de atuação de forma independente; e para que esse serviço seja cada vez mais conhecido e valorizado pela população. Do mesmo modo, os profissionais devem ser sempre incentivados a dar continuidade às pesquisas, para que a área continue a evoluir.

Os autores gostariam de prestar um agradecimento a todos os envolvidos na evolução da história da podologia, muitos dos quais foram funcionários das lojas Dr. Scholl no estado de São Paulo: João V. Sichette; Pedro Pistori; Lacy N. de Azevedo; Orlando Madella Jr.; Jair Causo; José Correa Ramos; Joaquim F. Augusto; Armando Bega. E a todos os professores de podologia no país, no passado e no presente, que são os responsáveis pelo engajamento e o comprometimento de seus alunos com a evolução da profissão.

2

capítulo

Introdução à podologia

A podologia é a área da saúde que cuida especificamente da saúde e do bem-estar dos pés. O profissional está capacitado para intervir nas lesões superficiais dos pés, como calos, calosidades, onicocriptoses (unha encravada), fissuras, etc., e efetuar correções ungueais, propiciando o alívio da dor e a melhora no aspecto das unhas contaminadas por fungos e outros micro-organismos. O atendimento pode incluir ainda técnicas como a massagem reflexológica (relaxante) e a hidratação podal.

Ao podólogo cabe também a educação em saúde, fornecendo aos clientes as devidas orientações sobre os cuidados gerais com os pés. Sua preocupação não é somente a estética, mas a saúde em geral e a prevenção de patologias.

Para que sua atuação seja consciente e efetiva, o profissional deve ter conhecimentos de fisiologia, anatomia, biomecânica, microbiologia, biossegurança e meio ambiente, bem como conhecimentos específicos sobre as patologias dos pés e noções de farmacologia, reflexologia e gestão administrativa.

O podólogo pode atuar de forma independente, em clínicas especializadas no cuidado com os pés ou em *home care*; ou pode, ainda, montar seu próprio negócio. Também é possível fazer parte de uma equipe multiprofissional de saúde, trabalhando com médicos especialistas – como ortopedista, dermatologista, endocrinologista, vascular, etc. – visando sempre a uma atuação multidisciplinar de cuidado do ser humano como um todo.

É importante lembrar que, como ocorre em toda profissão, a atuação do podólogo também tem seus limites. Por exemplo, atualmente não é permitido ao podólogo medicar, prescrever medicamentos, anestesiar e indicar palmilhas para correção de alterações ortopédicas. Essas regras éticas devem ser sempre respeitadas, pois exceder seu limite de atuação é crime.

Durante o atendimento, o podólogo também não deve se esquecer de utilizar sempre os equipamentos de proteção individual (EPIs): touca (para proteção dos cabelos); óculos de proteção (para proteger os olhos, evitando a contaminação por resíduos principalmente do corte da unha e pó do lixamento); máscara (para proteger a boca e as vias aéreas); luvas de procedimento (para evitar lesões de material contaminado); jaleco (para proteção da roupa); e sapato fechado.

ESTRUTURA DOS PÉS

O pé possui uma estrutura complexa composta por ossos, articulações, glândulas, terminações nervosas, entre outras que funcionam juntas para garantir a sustentação, carregando todo o peso do corpo, e permitir seu deslocamento. Qualquer alteração nos pés, mesmo que pequena, afeta esse funcionamento e, por consequência, prejudica a mobilidade. Um calo ou uma unha encravada podem dificultar grandemente seu desempenho, levando o indivíduo a sentir dores insuportáveis.

Quanto à estrutura óssea, o pé possui 26 ossos e dois sesamoides, que estão divididos em três grupos: calcâneo ou retropé; tarso ou mediopé e metatarso ou antepé. Os ossos que compõem esses grupos são: talo, calcâneo, ossos cuneiformes (medial, intermédio e lateral), cuboide, navicular, metatarsos, falanges proximais, falanges mediais e falanges distais.

Cada pé conta com 33 articulações, divididas entre articulações de movimento, presentes no tornozelo e nos dedos, que funcionam para a execução da marcha e a dinâmica do pé; e articulações de amortecimento e adaptação, presentes nos ossos dos grupos tarso e metatarso, que amortecem o choque do pé com o solo. Essas articulações estão fortemente seguras por 107 ligamentos, 72 mil terminações nervosas e 19 músculos e tendões em cada pé. Essas estruturas, em perfeito funcionamento, formam os arcos dos pés: arco transverso, arco longitudinal medial e arco longitudinal lateral. Além disso, existem cerca de 25 mil glândulas sudoríparas nos dois pés.

A vascularização dos pés é feita por duas artérias: a pediosa, que irriga o dorso do pé, e a tibial posterior, que irriga a face plantar. O sistema venoso é formado por uma rede profunda, responsável por 90% da drenagem de sangue, e por uma rede superficial visível e palpável, responsável por 10% da drenagem.

A inervação dos pés é feita por dois ramos do nervo ciático: o ciático poplíteo externo, que cobre o dorso do pé, e o ciático poplíteo interno, que cobre a região do tendão do calcâneo e a região plantar.

A planta dos pés é recoberta por uma pele pouco flexível e fina na região do arco longitudinal interno e espessa e dura nas partes que servem de apoio. A planta dos pés possui também um elevado número de células adiposas que formam um coxim plantar, cuja função é amortecer o peso do corpo, juntamente com os arcos que formam a abóboda plantar.

Os ligamentos presentes no pé são: ligamentos cuneonaviculares plantares e dorsais, plantar longo, tarsometatarsais plantares e dorsais, tibiofibular anterior e posterior, talofibular anterior e posterior, calcaneofibular, colateral medial (deltoide), talocalcâneo lateral e interósseo, bifurcado, medial do tornozelo (parte tibionavicular e tibiocalcânea), calcaneonavicular plantar e ligamento colateral medial (deltoide) do tornozelo (parte posterior).

Quanto à musculatura dos pés, de acordo com o movimento que realizam, os músculos podem ser classificados como:

* **Músculos que realizam a eversão do pé:** músculo extensor longo dos dedos dos pés, músculos fibulares longo e curto.

* **Músculos que realizam a inversão do pé:** músculos tibiais anterior e posterior.

* **Músculos flexores das falanges distais:** músculo flexor longo dos dedos dos pés, músculo quadrado plantar.

* **Músculo flexor das falanges médias:** músculo flexor curto dos dedos dos pés.
* **Músculos flexores das falanges distais:** músculos lumbricais, músculos interósseos dorsais, músculos interósseos plantares.
* **Músculos abdutores dos dedos:** músculos interósseos dorsais.
* **Músculos adutores dos dedos:** músculos interósseos plantares.
* **Músculos extensores dos dedos:** músculo extensor longo dos dedos do pé, músculo extensor curto dos dedos do pé.
* **Músculos que atuam no hálux:** músculos flexor longo e curto do hálux, músculo extensor curto do hálux, músculos abdutor e adutor do hálux.
* **Músculos flexores plantares:** músculos tríceps sural (sóleo, gastrocnêmios lateral e medial), músculo tibial posterior, músculo fibular longo.
* **Músculos dorsiflexores:** músculo tibial anterior, músculo extensor longo dos dedos dos pés, músculo extensor longo do hálux.

É de grande importância que o podólogo conheça a variedade de estruturas que compõem os pés, bem como suas funções, para que possa realizar corretamente o diagnóstico de suas alterações e tratar as lesões que couberem à podologia, estabelecendo também os cuidados e as orientações de prevenção.

capítulo 3

Instrumentais e materiais podológicos

BISTURIS, ALICATES E PINÇAS

Os relatos mais antigos que temos sobre nossas ferramentas de trabalho, como o bisturi de calos e calosidades, os alicates e as pinças, indicam que eles foram achados nas tumbas dos faraós egípcios, como utensílios de uso pessoal, datados de aproximadamente 4 mil anos atrás. É intrigante notar que o formato dos bisturis utilizados naquela época era muito semelhante ao dos atuais, inclusive contendo os detalhes das ranhuras no cabo do instrumental para que houvesse firmeza em seu manuseio. Também chama a atenção o fato de que o formato da bolsa em que se costumava armazenar esses instrumentos era o mesmo que o daquela utilizada pelos profissionais da área até aproximadamente vinte anos atrás: uma bolsinha com seis divisórias para bisturis, duas para alicates e uma para pinça, confeccionadas primeiramente em linho ou couro e posteriormente em feltro.

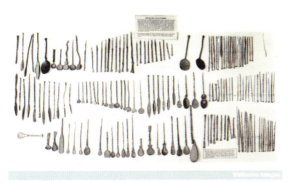

FIGURA 1. ANTIGOS INSTRUMENTOS CIRÚRGICOS GREGOS E ROMANOS.

FONTE: WELLCOME COLLECTION/WELLCOME HISTORICAL MEDICAL MUSEUM, LONDRES.

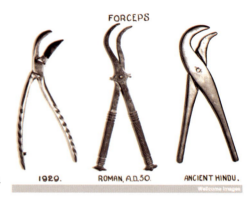

FIGURA 2. O MESMO INSTRUMENTO RETRATADO AO LONGO DO TEMPO. OBSERVA-SE QUE SOFREU POUCAS ALTERAÇÕES.

FONTE: WELLCOME COLLECTION, LONDRES.

Atualmente, os instrumentais mais utilizados são alicates de corte e de eponíquio, bisturis de calos e calosidades, bisturis nucleares e cabos para lâminas descartáveis.

O alicate é utilizado para realizar o corte das lâminas ungueais, e o alicate de eponíquio, usado com menor frequência, é utilizado para retirar excessos de eponíquio e dar acabamento às calosidades soltas após a curetagem das unhas feita durante a podoprofilaxia.

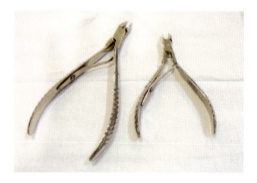

FIGURA 3. ALICATES DE CORTE E EPONÍQUIO.

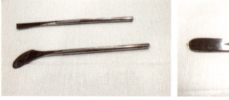

FIGURA 4. BISTURI DE CALO E CALOSIDADE.

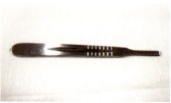

FIGURA 5. CABO PARA LÂMINAS DESCARTÁVEIS.

O bisturi de calosidades é usado para realizar desbastes de calos e calosidades na região plantar dos pés; e o bisturi de calos é usado para desbastar calos somente na região dorsal dos dedos.

A lâmina descartável nº 20 e o cabo nº 4 substituem o bisturi de calosidade, e a lâmina nº 15 e o cabo nº 3 substituem o bisturi de calos. Essas lâminas são extremamente afiadas, pois são instrumentos cirúrgicos, e sua utilização deve ser criteriosa para evitar a ocorrência de lesões.

Os bisturis nucleares podem ser de várias larguras, e a escolha varia de acordo com a espessura da lâmina e com a adaptação do profissional. São utilizados na assepsia das lâminas ungueais e na retirada de espículas, bem como na retirada de núcleos de calos em qualquer região do pé. São também os instrumentos indicados para a retirada do calo mole.

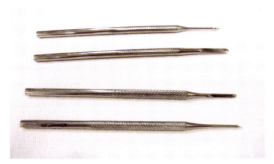

FIGURA 6. BISTURIS NUCLEARES DE VÁRIAS LARGURAS.

TÉCNICAS DE LIMPEZA, MANUTENÇÃO E CONSERVAÇÃO

Ao adquirir os instrumentais podológicos, espera-se que estes cumpram com a função a que se destinam durante um longo tempo. Porém, a vida útil dos instrumentos está diretamente relacionada aos cuidados de conservação a que são submetidos.

Mesmo considerando que o material foi fabricado seguindo as normas de qualidade, independentemente de marca ou de fabricante, se não for bem conservado, o instrumental pode se danificar precocemente. Esses cuidados envolvem aspectos como o uso, a limpeza, a proteção, o armazenamento, a desinfecção e a esterilização dos instrumentais podológicos.

O processo básico para conservação resume-se em:

1. Lavagem eficaz utilizando água DDD,[1] detergente enzimático e cuba ultrassônica.

2. Enxágue abundante com água DDD.

3. Desoxidação das peças.

4. Secagem minuciosa.

5. Lubrificação.

6. Armazenamento seguro.

O instrumental podológico deve ser mantido lubrificado com lubrificantes minerais não oleosos, protegendo-o da oxidação. O armazenamento deve ser controlado para garantir uma umidade relativa do ar e sob temperatura amena.

DESINFECÇÃO E LIMPEZA

A limpeza eficiente do instrumental podológico consiste na retirada total da matéria orgânica (por exemplo, resíduos de pele, secreções, sangue, etc.) que ficou depositada em suas diversas partes, por meio da limpeza mecânica e da desinfecção (química). O instrumental deve ser limpo imediatamente após o uso, inclusive as peças desmontáveis.

Na limpeza mecânica, é necessário escovar os instrumentais para que fiquem bem limpos, utilizando produtos de limpeza e uma temperatura adequada, bem como a duração correta. Esse processo deve ser efetuado com escovas de cerdas macias para que não ocorra um desgaste por meio de ações abrasivas.

A desinfecção é feita por meio de lavadoras (cubas) ultrassônicas, com produtos de limpeza e/ou desinfetantes (recomenda-se utilizar produtos não espumantes). Os detergentes enzimáticos ajudam a remover substâncias orgânicas. Por outro lado, a utilização de substâncias ácidas ou alcalinas para a limpeza dos

1 Água deionizada (isenta de íons, os quais conduzem a energia elétrica), desmineralizada/dessalinizada (isenta de substâncias minerais/salinas do tipo NaCl, que, em solução com a água, provocam a liberação de íons) e destilada (isenta de íons, sais minerais, etc., quando obtida de uma destilação lenta).

instrumentais pode causar deterioração, seja por oxidação, seja por desgaste químico; logo, devem ser usadas substâncias com pH o mais neutro possível (pH = 7).

Os produtos de limpeza e de desinfecção devem ser trocados todos os dias, evitando causar danos aos instrumentais. Há, por exemplo, o risco de corrosão por aumento da carga e da concentração (em razão da saturação de sujidades), além da baixa eficiência ou perda total do desempenho do produto. O hipoclorito de sódio (água sanitária) nunca deve ser usado na limpeza, pois esse produto é o maior agente causador de oxidação em materiais de aço inoxidável.

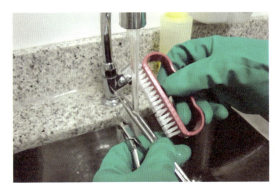

FIGURA 7. LAVAGEM MECÂNICA DOS INSTRUMENTAIS PODOLÓGICOS.

A temperatura da cuba deve estar entre 40 °C e 60 °C, para favorecer a ação do ultrassom no interior das peças, evitando a coagulação do sangue e facilitando a volatização dos agentes de limpeza.

Na cuba, essa desinfecção somente será eficaz se os canais e os lumens (orifícios) internos dos instrumentos estiverem inundados, por isso é preciso bombear a água para dentro deles de forma pulsante (se o bombeamento for contínuo, a ação será reduzida em 90%, tornando a limpeza ineficaz).

O tempo de ação do ciclo na cuba ultrassônica varia de cinco a dez minutos, quando a frequência do aparelho for equivalente a 35 kHz. Instrumentos de materiais diferentes (cobre, latão, aço, etc.) não devem ser misturados em um único processo, pois provocam uma transferência iônica que resultará na corrosão dos instrumentais.

A limpeza ultrassônica deverá ser evitada nos materiais com cromagem, pois estes podem se danificar durante o processo.

Após a desinfecção química na cuba ultrassônica, os materiais devem ser enxaguados com água corrente em abundância, para limpar resíduos de produtos químicos como o detergente enzimático, e em seguida, lavados novamente com água DDD, para evitar que fiquem manchados.

Caso os instrumentais sejam guardados, deve-se garantir uma boa secagem para evitar recontaminação e possível oxidação.

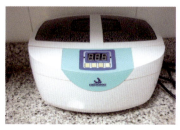
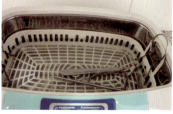

FIGURA 8. CUBA ULTRASSÔNICA.

FIGURA 9. DESINFECÇÃO DOS INSTRUMENTAIS NA CUBA ULTRASSÔNICA.

QUALIDADE DA ÁGUA

A composição da água utilizada tanto na preparação de soluções como na limpeza e no enxágue dos instrumentos pode comprometer consideravelmente a conservação dos instrumentos podológicos.

A água potável normalmente apresenta uma quantidade de sais dissolvidos, cuja concentração depende da procedência e da forma como a água foi tratada. Essas substâncias salinas criam incrustações nos instrumentos quando a água evapora.

As substâncias mais críticas são os cloretos, que podem chegar a provocar corrosões profundas. O risco se agrava ainda mais quando há um aumento da temperatura ou da própria concentração de cloretos; quando o pH da solução diminui; quando o tempo de aplicação da substância é excessivo; quando os instrumentos são usados em superfícies ásperas e foscas; ou ainda quando a secagem do instrumental é insuficiente. Com o objetivo de evitar concentrações indesejáveis de cloretos, é aconselhável o uso de água DDD, principalmente no último enxágue.

Quando os tubos de distribuição estão corroídos, também podem ser encontrados óxidos na água potável, os quais, quando se acumulam nas superfícies dos instrumentos, também provocam corrosão.

Outras substâncias, mesmo em pouca concentração, podem resultar em diferentes colorações no instrumental – que variam do marrom ao azul ou causam um efeito de arco-íris –, as quais são provocadas por concentrações de ferro, cobre, manganês e silício. Algumas dessas colorações podem desaparecer ao se aplicar soluções ácidas adequadas, seguindo-se as instruções do fabricante.

A prática demonstra que os parâmetros listados a seguir, quando respeitados os valores máximos indicados para a água potável, não causam nenhum dano ao instrumental:

* cálcio e magnésio (dureza da água): 5 dH;
* cloretos: 100 mg/L;
* silicatos: 15 mg/L;
* ferro: 0,05 mg/L;
* manganês: 0,05 mg/L;
* cobre: 0,05 mg/L.

ESTERILIZAÇÃO

A esterilização consiste em destruir, geralmente por meio da ação de produtos químicos ou de uma temperatura elevada, as bactérias e outros micro-organismos patogênicos que possam existir em objetos, superfícies, etc.

A autoclave, aparelho em que os utensílios são submetidos ao vapor d'água a temperaturas elevadas, é muito utilizada para esse fim em diversas áreas da saúde. A esterilização nesses casos deve ser realizada de acordo com as especificações e as orientações do fabricante, levando-se em conta a capacidade, a potência e o modelo do aparelho, e seguindo-se as normas de utilização corretamente para garantir sua eficácia.

Após passarem pela lavagem mecânica e pela lavagem/desinfecção na cuba ultrassônica, os instrumentais podológicos devem ser secos e acondicionados em embalagens específicas para a autoclavagem, as quais devem conter a identificação e a data.

Embora a autoclavagem seja um processo seguro para a esterilização, se não houver controle nos parâmetros operacionais, podem ocorrer danos aos instrumentais. Por exemplo, a umidade associada à alta temperatura e ao oxigênio resultam em corrosão, podendo levar ao aparecimento de microfissuras, trincas e, consequentemente, à quebra do instrumental. Na autoclave também é importante utilizar água DDD no processo de obtenção do vapor e evitar temperaturas mais altas que o necessário.

Os instrumentais que têm articulações (como alicates e pinças) devem ser mantidos abertos durante o processo de esterilização, pois tensões metálicas podem surgir se permanecerem fechados.

Também é importante submeter o instrumental ao processo de secagem sempre que este for armazenado para uso posterior.

Na prestação de serviços de podologia, recentemente houve um aumento significativo de procedimentos que utilizam técnicas invasivas, bem como uma tendência de que muitos desses procedimentos sejam realizados em um único dia, principalmente nos centros podológicos de grande movimento. Com isso, tem-se notado o uso excessivo de soluções desinfetantes, que são prejudiciais ao instrumental e também às pessoas. Para não prejudicar a produtividade podológica nem a saúde e a segurança de seus clientes, os profissionais devem seguir os conceitos de limpeza e de desinfecção por meio de cubas ultrassônicas e de esterilização de forma correta. Produtos como os aldeídos, que prometem esterilização química, além de danificar os instrumentos, não garantem uma esterilização eficaz.

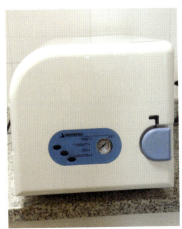

FIGURA 10. AUTOCLAVE.

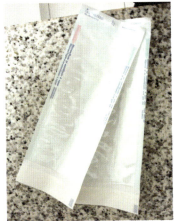

FIGURA 11. EMBALAGEM AUTOSSELANTE PARA AUTOCLAVE.

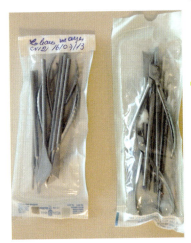

FIGURA 12. EMBALAGEM COM INSTRUMENTAIS ESTERILIZADA E IDENTIFICADA COM DATA DA ESTERILIZAÇÃO, CONFORME NORMAS E EXIGÊNCIA DA ANVISA. VALE LEMBRAR QUE O PRAZO DE VALIDADE APÓS A ESTERILIZAÇÃO É DE SETE DIAS.

ATENÇÃO

A esterilização não substitui as etapas anteriores de limpeza, e portanto, se ainda estiver sujo, o material não será esterilizado corretamente.

INFORMAÇÕES COMPLEMENTARES

* Ao adquirir novos instrumentos, recomenda-se o uso de lubrificantes não oleosos e permeáveis para evitar o ressecamento das partes articuladas. Deve-se evitar lubrificantes como a vaselina e o silicone, pois estes podem abrigar esporos bacterianos mesmo após a esterilização. É importante observar esses cuidados em instrumentais novos, antes da primeira esterilização.

Instrumentais e materiais podológicos

- Os instrumentos nunca devem ser submersos em solução fisiológica, mesmo que por pequenos períodos, pois essa substância causa corrosão.
- O tempo de imersão dos instrumentais em qualquer solução não deve ultrapassar sessenta minutos, mesmo que seja em água DDD.
- Instrumentais desgastados, corroídos, deformados, porosos e danificados devem ser descartados.
- Nenhum instrumental deve ser armazenado dentro de armários ou compartimentos que contenham produtos químicos, pois os vapores desses produtos podem causar oxidação.

AFIAÇÃO

Alguns profissionais utilizam lâminas descartáveis, mas existem alguns instrumentos podológicos que dependem de afiação e que são específicos e fundamentais para a atuação do profissional nos procedimentos de tratamento de algumas patologias.

Devemos lembrar também que não existem lâminas descartáveis para todos os modelos de bisturi e, portanto, o método de afiar os modelos tradicionais faz toda a diferença para melhorar o seu desempenho.

Muitos profissionais acreditam que, se os instrumentos estão com pouco fio, o risco de acidentes é menor, mas na verdade o que ocorre é o oposto: se o material estiver com pouco fio, a força usada pelo profissional terá de ser maior e, portanto, o risco de causar um acidente aumenta caso se faça um movimento inadequado com o instrumento, além de provocar mais dor para o cliente. O instrumental deve estar sempre em ordem para a realização de um bom trabalho, e essa regra vale para todos os instrumentais utilizados pelo podólogo.

Um modo prático de manter os instrumentos afiados e de evitar a oxidação nas pontas é utilizar pedras de afiar superfinas, que podem ser em barra ou em disco, bem como um assentador de couro e a chamada massa de josmam, pois o uso contínuo e o processo de oxidação natural fazem com que o instrumental perca o fio.

Na hora da afiação, a rotação do micromotor deve ser moderada e condizente com a resistência do bisturi a ser afiado, para evitar acidentes e desgastes desnecessários. Na pedra, é preciso fazer uma combinação sincronizada dos movimentos de pressão e de rotação para conseguir manter o formato ideal do bisturi a ser afiado.

A sequência a seguir mostra os processos de afiação do bisturi nuclear (1), do bisturi de calos (2) e do bisturi de calosidades (3), feitos com disco de pedra Carborundum, disco de couro e micromotor:

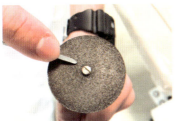
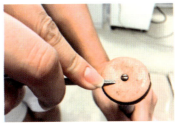

1. INCLINE O BISTURI EM 45° SOBRE O DISCO DE PEDRA E FAÇA MOVIMENTOS DE MEIA-LUA PARA NÃO MODIFICAR SEU FORMATO. DEPOIS, OS MOVIMENTOS DEVEM SER REPETIDOS NO DISCO DE COURO.

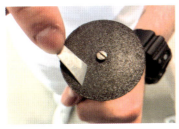
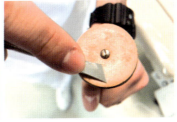

2. POSICIONE O BISTURI DE CALO DE FORMA INCLINADA EM 45° SOBRE O DISCO DE PEDRA. NÃO É NECESSÁRIO FAZER MOVIMENTOS DE ONDULAÇÃO. REPITA O PROCESSO NO DISCO DE COURO APÓS PASSAR PELA PEDRA.

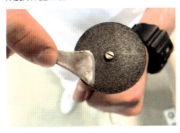
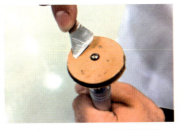

3. MANTENHA O BISTURI DE CALOSIDADES INCLINADO A UM ÂNGULO DE 45° NO DISCO DE PEDRA E FAÇA MOVIMENTOS DE ONDULAÇÃO (PARA NÃO PERDER O FORMATO), COMEÇANDO PELA PONTA, PASSANDO PELO MEIO E TERMINANDO NA BASE. OS MOVIMENTOS DEVEM SER REPETIDOS NO DISCO DE COURO.

Esses movimentos devem ser repetidos nos dois lados dos instrumentos, independentemente do formato e do tipo de bisturi, para manter a lâmina e o fio condizentes com o desempenho esperado do instrumental.

BROCAS E FRESAS

As brocas e as fresas foram originalmente usadas por odontologistas e protéticos em suas profissões. Na podologia elas começaram a ser usadas apenas por volta de 1995, quando um grupo de profissionais trouxe a técnica da Argentina. Seu uso no Brasil iniciou-se timidamente, mas aos poucos foi sendo aperfeiçoado e hoje o procedimento com brocas e fresas é ensinado nos cursos técnicos e utilizado por grande parte dos profissionais brasileiros atuantes.

A adaptação dessa técnica foi efetiva em virtude da grande variedade de brocas e fresas encontradas facilmente no mercado nacional e também por serem um material de excelente qualidade e pelo fato de a técnica ser eficiente e simples de ser aplicada.

TIPOS DE MATERIAIS E FORMATOS DE BROCAS

As brocas podem ser feitas de pedra, diamante ou rubi. As de pedra não são recomendadas para as lâminas ungueais, pois são frágeis, porosas e se quebram facilmente, além de os formatos serem diferentes, o que dificulta sua utilização na lâmina ungueal.

As brocas diamantadas e as de rubi têm as mesmas funções e formatos, sendo utilizadas para lixamento ungueal e acabamento. O que diferencia uma da outra é que as brocas de rubi são feitas de material mais resistente, inclusive para a esterilização, e sua durabilidade também é maior. Cada formato de broca é indicado para um tipo de trabalho diferente com os pés.

BROCAS DIAMANTADAS

O *kit* básico de brocas diamantadas utilizado pelo podólogo é composto pelos seguintes formatos de brocas: esférica, palito, cônica e tambor. Cada um possui uma indicação específica.

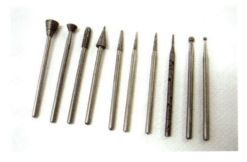

FIGURA 13. *KIT* DE BROCAS DIAMANTADAS.

As brocas esféricas são facilmente encontradas no mercado em diâmetros diferentes e são utilizadas na região do eponíquio, eliminando excessos de queratose e macerações. A escolha do diâmetro é definida de acordo com o tamanho da lâmina ungueal.

As brocas palito são indicadas para lixar as pregas e o sulco ungueal profundo de lâminas com hipercurvaturas. Também podem ser encontradas em tamanhos e diâmetros variados.

As brocas cônicas são utilizadas para a limpeza da superfície da lâmina ungueal, eliminando resíduos e macerações. A cônica invertida é utilizada sobre toda a superfície da lâmina ungueal, delimitando a base da lâmina e o eponíquio.

As brocas tambor têm a função de dar acabamento nas bordas periungueais e nos tecidos adjacentes.

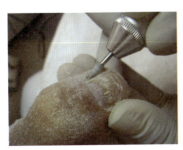 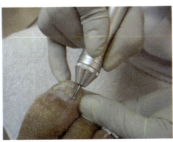

FIGURA 14. BROCA DIAMANTADA CÔNICA (A) E ESFÉRICA (B) PARA LIXAR E FAZER ACABAMENTO NOS SULCOS UNGUEAIS.

Instrumentais e materiais podológicos

O uso das brocas diamantadas elimina o uso do disco de lixa e apresenta vantagens, como o fato de que as brocas são menos corrosivas, não esquentam, têm formatos anatômicos que facilitam o acabamento nas bordas ungueais sem risco de lesão, e são esterilizáveis e duráveis (se conservadas adequadamente), contabilizando, portanto, um custo menor nos procedimentos podológicos.

BROCAS FRESADAS (FRESAS)

As fresas utilizadas na podologia podem ser encontradas em dois tipos de material: aço-carbono e tungstênio. Os formatos e tamanhos são idênticos nos dois materiais. A fresa de aço-carbono, apesar de atender às exigências de funcionalidade, quando esterilizada com vapor e pressão na autoclave, libera resíduos com aspecto de ferrugem, deixando-a com apresentação indesejada; além de sua face de corte se desgastar mais rapidamente, perdendo a função de desgaste. Seu valor, no entanto, é mais acessível. A fresa de tungstênio é mais durável, e não libera resíduos ao ser esterilizada, porém seu custo é mais elevado. As fresas, portanto, atendem às funções com ambos os materiais – o que deve ser avaliado é o custo-benefício.

Mesmo podendo ser encontradas em vários tamanhos, recomenda-se usar fresas de tamanho médio, pois podem ser aproveitadas em várias situações de atendimento podológico. Os formatos de fresa mais indicados para o uso podológico são os esféricos, em pera e em pera invertida.

A fresa em forma de pera é utilizada para efetuar o debridamento e a deslaminação das placas ungueais. A pera invertida é mais utilizada para a limpeza de macerações e de calos moles nos espaços interdigitais. Já as fresas esféricas são encontradas em vários diâmetros e têm ampla utilização no trabalho podológico. Cada diâmetro é indicado para um caso específico – por exemplo, as esferas de tamanho médio são utilizadas para o debridamento das lâminas ungueais espessas na região de tecidos moles, bem como para dar acabamento em núcleos de calos, e também podem ser usadas nos calos interdigitais proximais. As microesféricas são essenciais para a drenagem de hematoma subungueal pós-trauma.

Podologia: técnicas e especializações podológicas

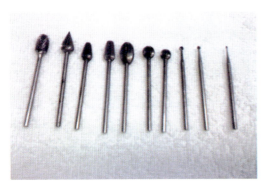

FIGURA 15. *KIT* DE FRESAS EM AÇO CARBONO (ANTÍLOPE).

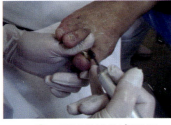
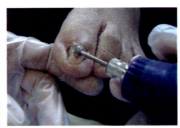

FIGURA 16. DEBRIDAMENTO DA LÂMINA DO HÁLUX COM ESPESSAMENTO UTILIZANDO FRESA EM FORMA DE PERA.

FIGURA 17. DEBRIDAMENTO DE LÂMINA ESPESSA COM FRESA ESFÉRICA.

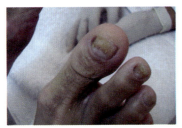
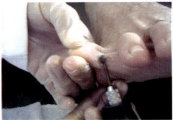

FIGURA 18. RESULTADO FINAL DE UM PROCEDIMENTO PODOLÓGICO COM FRESAS E BROCAS EM UMA LÂMINA ESPESSA

FIGURA 19. UTILIZAÇÃO DE UMA FRESA ESFÉRICA EM PROCEDIMENTO EM UM CALO INTERDIGITAL.

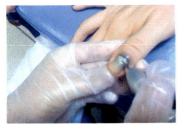
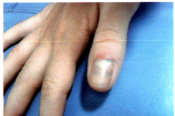

FIGURAS 20 A. B. UTILIZAÇÃO DE FRESA MICROESFÉRICA PARA DRENAGEM DE HEMATOMA SUBUNGUEAL APÓS TRAUMA RECENTE.

Instrumentais e materiais podológicos

ENUCLEADORA

A broca enucleadora foi desenvolvida especialmente para uso podológico. Confeccionada em aço, com anel vazado e fio preciso, pode apresentar três opções de diâmetro: pequeno, médio e grande. Sua função é facilitar a retirada de núcleos profundos de calos. Por ter um formato anatômico adequado e um fio mais preciso, a dor é quase inexistente.

Para a utilização da broca enucleadora, é necessário ter passado por um treinamento adequado e muita perícia, o que permitirá bom aproveitamento do instrumento e facilidade no trabalho. É importante ressaltar que os movimentos devem ser feitos de forma adequada para evitar lesões.

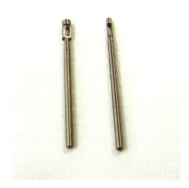

FIGURA 21. BROCAS ENUCLEADORAS DE CALIBRE PEQUENO E MÉDIO.

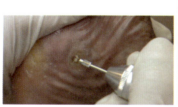
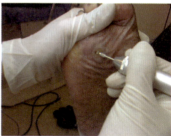

FIGURAS 22 A, B. RETIRADA DE NÚCLEO DE CALO PLANTAR UTILIZANDO ENUCLEADORA.

CONCLUSÃO: BROCAS × FRESAS

As fresas feitas tanto de aço-carbono como de tungstênio têm as hastes de corte em várias direções, podendo ser longitudinal, serrilhada ou em formato de escama de peixe. Todos os modelos têm as mesmas funções de corte e debridamento. As brocas diamantadas e de rubi, em qualquer dos formatos mencionados, têm a função de desgaste superficial e lixamento.

Tanto para as brocas como para as fresas, a mais indicada em cada caso depende do conhecimento e da adaptação de cada profissional.

Em algumas patologias ungueais, como a onicogrifose, as fresas se mostram muito eficazes. Utilizá-las de forma adequada facilita o trabalho, minimiza o tempo e é indolor para o cliente. No entanto, é importante lembrar que, na podologia, a utilização das brocas e fresas tem a função de auxiliar o trabalho do profissional, mas não é a solução para todos os problemas. Elas não substituem outros instrumentais utilizados na podologia, e sua utilização depende sempre das patologias que o pé apresenta.

CURATIVOS

O uso de curativos é uma prática que já existe há milênios, empregando diferentes materiais e técnicas dependendo da função. Podemos citar, por exemplo, os curativos de sapé e couro utilizados pelos europeus antigos; a bandagem de linho usada pelos egípcios; as ervas, folhas e cipós empregados pelos índios brasileiros; e a técnica muito utilizada no início do século XX de fazer furos nos calçados para liberar regiões de atrito em que se formam os calos, bem como elevações no couro para a correção de queda de metatarso nas solas dos calçados. Até os soldados na Segunda Guerra Mundial encontraram uma maneira de se proteger contra o frio e o atrito das botas utilizando jornal.

O livro do doutor William M. Scholl, publicado pela primeira vez em 1915, trouxe informações valiosas para a área de podologia. Nele já estavam retratados, por exemplo, vários tipos de curativo, muitos dos quais são utilizados até hoje.

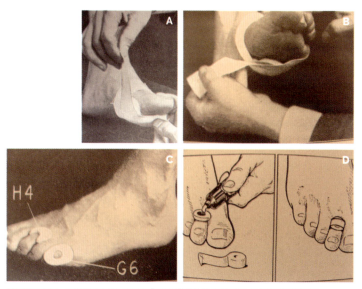

FIGURAS 23 A. CURATIVO PARA PROTEÇÃO DE HÁLUX VALGO FIXADO COM ESPARADRAPO.
23 B. PROTEÇÃO PLANTAR CONFECCIONADA COM FELTRO SOB MEDIDA E FIXADA COM ESPARADRAPO.
23 C. PROTEÇÃO VAZADA DE CALOS DORSAIS.
23 D. TÉCNICA DE CURATIVO OCLUSIVO COM ÁCIDO SALICÍLICO A 10% PARA EXTRAÇÃO DE CALOS COM NÚCLEO.

Para que o acompanhamento podológico tenha um bom resultado, pode-se resumir sua evolução em três etapas:

1. Manter a rotina de assepsia e higiene.
2. Utilizar curativos e proteções adequadamente, de acordo com a localização da lesão.
3. Seguir a orientação de cuidados diários para que não ocorra recidiva.

Os curativos e as proteções para os pés podem ser confeccionados na finalização do atendimento podológico e proporcionam alívio e conforto, além de evitarem recidivas.

Podemos dividir os curativos feitos nos pés em três tipos distintos: curativos nas lâminas ungueais, nos dedos e na planta dos pés. Para fazer esses curativos, podem ser utilizadas as técnicas de proteção, os curativos oclusivos e vazados de compressa de gaze, a flanela aderida em fita adesiva dupla face (moleskim), as palmilhas de EVA, a esparadrapagem para o alinhamento e a órtese siliconada, entre outros.

A sequência de fotos a seguir demonstra um procedimento utilizando curativo ao final do atendimento podológico:

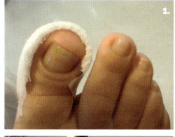
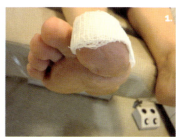
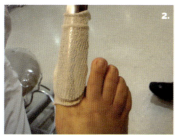
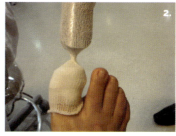
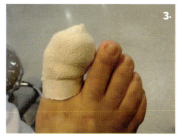

1. REALIZA-SE UMA PROTEÇÃO FEITA COM GAZE COMPRESSA PARA PROTEGER AS LATERAIS UNGUEAIS (VISTA FRONTAL E PLANTAR).
2. APÓS A FIXAÇÃO DA PROTEÇÃO DE GAZE COMPRESSA, É PRECISO OCLUIR COM MALHA TUBULAR.
3. PARA FINALIZAR, FIXA-SE O CURATIVO COM ESPARADRAPO NA EXTREMIDADE INFERIOR PARA MANTER A OCLUSÃO.

Nas imagens a seguir são apresentados outros tipos de curativo com suas respectivas funções.

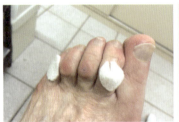 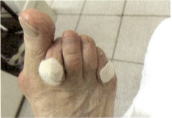

FIGURAS 24 A, B. PROTEÇÃO CONFECCIONADA E UTILIZADA PELO PODÓLOGO APÓS O ATENDIMENTO, ELABORADA COM FELTRO E FITA ADESIVA DUPLA FACE PARA LOCAIS DE ATRITO.

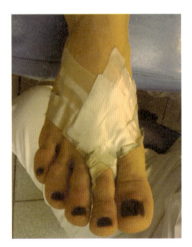

FIGURA 25. ESPARADRAPAGEM REALIZADA PELO MÉDICO ORTOPEDISTA PARA ALIVIAR AS DORES PROVOCADAS POR TENDINITE. A PACIENTE FOI ORIENTADA A PERMANECER COM A PROTEÇÃO POR 15 DIAS. ESTA TÉCNICA É SEMELHANTE À USADA NA PODOLOGIA PARA O ALINHAMENTO DE DEDOS EM GARRA E COM SOBREPOSIÇÕES, PARA ALIVIAR A PRESSÃO SOBRE CALOS E CALOSIDADES.

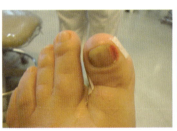 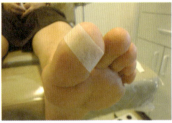

FIGURAS 26 A, B. ESPARADRAPAGEM COM AFASTAMENTO DA PREGA PERIUNGUEAL PARA PROPICIAR CICATRIZAÇÃO TECIDUAL PROVOCADA PELA ONICOCRIPTOSE.

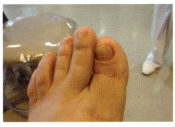 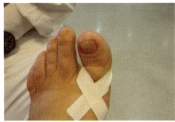

FIGURAS 27 A, B. ESPARADRAPAGEM PARA AFASTAMENTO DE DEDOS SOBREPOSTOS.

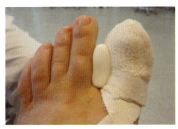 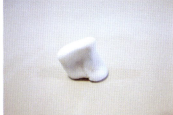

FIGURAS 28 A, B. AFASTAMENTO COM SILICONE PRÉ-MOLDADO PARA LESÃO DE ONICOCRIPTOSE LATERAL NO HÁLUX DO PÉ ESQUERDO. PARA ESSE TIPO DE PROTEÇÃO, OBSERVE QUE A PEÇA DEVE FICAR ABAIXO DA REGIÃO DA LESÃO, E APÓS A CICATRIZAÇÃO RECOMENDA-SE MANTER O USO DA PEÇA PARA EVITAR RECIDIVA.

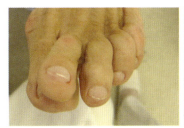 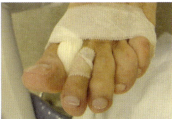

FIGURAS 29 A, B. SOBREPOSIÇÃO DO SEGUNDO DEDO SOBRE O HÁLUX VALGO E ALINHAMENTO COM ESPARADRAPAGEM PARA ALÍVIO NO PRIMEIRO ESPAÇO INTERDIGITAL.

Instrumentais e materiais podológicos

4

capítulo

Órteses ungueais e ortopodologia siliconada

ÓRTESES UNGUEAIS

Um dos primeiros registros escritos sobre próteses remonta à Grécia Antiga, por meio de Hipócrates, que confeccionou talas de madeira para a imobilização de fraturas, as quais chamava de *prosthesis*.

É importante diferenciarmos os conceitos de próteses e de órteses. Prótese é qualquer dispositivo que substitui um órgão ou parte dele, devolvendo a capacidade e a funcionalidade desse órgão a ser reparado.

Órtese é qualquer peça ou aparelho desenvolvido para alinhar corretamente partes móveis do corpo humano e que estejam em desacordo com o seu desempenho. A órtese pode servir para a correção ou para a proteção. Como exemplos, podemos citar os aparelhos ortopédicos, os aparelhos dentários, os óculos, etc.

Na podologia, as órteses ungueais são dispositivos utilizados para a correção de lâminas ungueais que apresentam excesso de curvatura. No mercado atual existem vários tipos de órtese, os quais podem ser indicados para cada caso apresentado.

Ao contrário do que muitas vezes se pensa, a órtese não é indicada para aliviar a dor, e sim para a correção da curvatura. O que ocorre é que o excesso de curvatura pressiona o leito ungueal, ocasionando a dor. Quando a lâmina ungueal volta para a sua posição original, ela diminui a pressão sobre o leito e, consequentemente, a dor desaparece.

O profissional deve executar um trabalho com órtese apenas quando for necessário, e não visando ao lucro financeiro ou à estética ungueal – esses resultados são consequência, e não objetivo.

O tratamento geralmente inicia-se com uma tração mais intensa e vai diminuindo a intensidade de acordo com a evolução da abertura. As pesquisas e a prática profissional demonstram que, com o uso da órtese, em um curto espaço de tempo (cerca de três meses), ocorre uma regressão da lâmina ungueal ao estado anterior, provocando dores novamente, o que leva o profissional a repetir o tratamento. Quando o tratamento é mais demorado (um ano ou mais), com um tempo maior para a manutenção e a conservação da lâmina na posição de abertura, o resultado é definitivo, desde que não haja interferências externas, como sobrepeso, calçados inadequados, traumas ungueais, etc.

TIPOS DE ÓRTESE

ÓRTESE METÁLICA E SUAS VARIAÇÕES

A órtese metálica inclui o uso de *brackets* e fio ortodôntico com vários tipos de dobradura – ômega, eme (M) e quadrado. As dobraduras e o calibre dos fios ortodônticos definem as trações exercidas na lâmina ungueal: quanto maior for a numeração do fio, maior será o seu calibre e, consequentemente, maior a pressão na lâmina ungueal.

A órtese *botton* com mola flexível, corrente ou elástico é mais utilizada para manutenção, ou seja, quando a lâmina já atingiu a curvatura adequada e é preciso estabilizar a nova memória da lâmina e do leito ungueal.

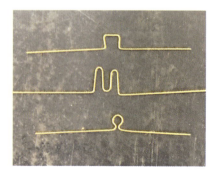

FIGURA 1. TIPOS DE DOBRADURA DO FIO ORTODÔNTICO PARA APLICAÇÃO DA ÓRTESE METÁLICA COM *BRACKET*: QUADRADO, EME, ÔMEGA.

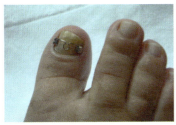 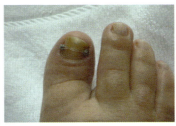

FIGURA 2. ÓRTESE METÁLICA COM *BRACKET* E ÔMEGA DE FIO ORTODÔNTICO.

FIGURA 3. ÓRTESE DE *BRACKET* E ELÁSTICO CORRENTE.

Para que haja uma evolução eficaz e com poucos riscos de traumas, é necessário que a lâmina seja preparada corretamente antes da aplicação da órtese. No caso de uma lâmina muito espessa, por exemplo, o profissional deve modificar sua resistência, tornando-a mais flexível ao diminuir sua espessura.

Outra maneira de evitar dores e traumas intensos é dosar a intensidade da tração de forma gradual; dessa maneira, as chances de sucesso são mais efetivas, pois existe a possibilidade de a abertura da lâmina ungueal e a reestruturação do leito ungueal evoluírem simultaneamente. Em uma lâmina ungueal muito fina, a força de tração deve ser diminuída ou então podem-se usar fios com menor calibre para que a abertura seja mais suave, evitando descolamentos ou fissuras na lâmina ungueal.

O fio ortodôntico ômega pode ser confeccionado antecipadamente; o tamanho deve ser compatível com o tamanho e a largura da lâmina ungueal. A curva do fio, depois de colocado, não deve pressionar a região do eponíquio, pois está muito próxima da matriz ungueal, tornando a região muito sensível. Quando ocorre pressão constante nesse local, a lâmina cresce irregular, podendo provocar até atrofias irreversíveis, sendo necessária a intervenção imediata para aliviar a pressão.

O posicionamento do *bracket* e do ômega deve ser observado e dependerá do formato da curvatura da lâmina ungueal. A colocação deve ser no exato local em que o excesso de curvatura se inicia, o qual geralmente é o ponto mais doloroso. Em uma lâmina com curvatura bilateral, o ômega deve ser centralizado para que ocorra a força de tração nas duas laterais. Já se a lâmina apresentar curvatura unilateral (unha em gancho), ele deve ser posicionado mais próximo do *bracket* localizado na região em que há a maior curvatura, para que no lado mais curvado ocorra uma força de tração mais acentuada. Deve-se evitar sua colocação muito próxima à matriz ungueal, para não provocar traumatismos e atrofias, e também seu posicionamento na região distal da lâmina, pois pode ocorrer uma abertura nessa região em vez de onde há necessidade, que é o ponto onde se inicia o seu afunilamento.

Quando um profissional orienta um cliente sobre a necessidade da colocação da órtese, é importante deixar claro que mesmo com a redução do quadro álgico ainda há a necessidade de fazer retornos regulares, a cada quinze dias, para avaliação e manutenção da órtese metálica. Em cada retorno precisam ser avaliadas as condições da lâmina ungueal, como a abertura, o crescimento e a presença de descolamentos, hematomas e sensibilidade. Após a análise, o profissional deve decidir sobre a necessidade de reposicionamento dos *brackets* e de troca do ômega. Com ou sem o reposicionamento dos *brackets*, é necessário trocar completamente a órtese por causa da fadiga sofrida pelo material após esse período. Outro fator determinante para a troca é se a abertura da lâmina deslocou o *bracket* da lateral, o qual deverá ser reposicionado. Pode ocorrer, também, a falta de evolução na abertura da lâmina ungueal; nesse caso deve ser revista a força aplicada.

Quando a lâmina ungueal atingir a abertura desejada, ainda assim é necessária a aplicação de técnicas de manutenção e de conservação da lâmina na posição atingida. Essa manutenção é necessária para que o leito se acomode com a nova memória da lâmina. Para essa manutenção podem ser usadas as seguintes técnicas: *bracket* com elástico ou corrente, por ter uma força de tração mais branda, e fibra de memória molecular de tração fraca. A manutenção deve ser mantida por um período de seis a oito meses para a eficácia do resultado.

Para que não haja recidiva, é necessário observar o posicionamento dos dedos – por exemplo, se há atrofias articulares, dedos girovertidos e sobreposição. Em cada situação podem-se apresentar intercorrências específicas, que devem ser analisadas antes da aplicação da órtese. O cliente deve ser orientado quanto à melhor forma de amenizar a causa das deformidades que interferem no formato da lâmina para que a órtese tenha resultados definitivos.

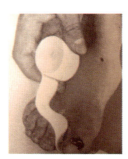

Esta foto, presente no livro de William Scholl, demonstra que em 1915 já se utilizavam corretivos em forma de ômega com fio de aço fixados nas bordas da lâmina ungueal com ganchos e esparadrapo para tratamento de unha encravada.

FIBRA DE MEMÓRIA MOLECULAR

A fibra de memória molecular é uma placa de fibra com memória reta que, ao ser colada na curvatura da lâmina ungueal, exerce força contrária à tendência da lâmina de voltar para sua posição original, tracionando-a. Essa tração é exercida de forma ativa por um período de três a cinco dias. No restante do tempo até a troca, que deve ocorrer entre quinze e vinte dias, ela mantém uma ação passiva que permite à lâmina se manter na posição atingida pela força ativa. As fibras de memória molecular são encontradas no mercado com três tipos de força de tração: forte, para curvaturas muito acentuadas e lâminas ungueais mais resistentes; média, para a fase intermediária; e fraca, para a manutenção da curvatura ideal.

A lâmina ungueal deve receber o preparo adequado antes da aplicação da órtese. A profilaxia deve ser minuciosa para que não haja resquícios de maceração e de oleosidade sobre a superfície ungueal. Para desengordurar a lâmina, pode-se usar álcool 70° ou acetona. Uma dica que facilita a colagem da órtese é a utilização do monômero, um líquido catalisador reagente da resina acrílica, que potencializa o poder de ação da cola. Outra forma de realizar a colagem de órteses é utilizar o fotopolimerizador, gerador de luz azul, com resina e adesivo fotopolimerizável. A preparação da lâmina ungueal deve ser adequada, para melhor adesão da resina, evitando descolamentos. A resina também pode ser utilizada para restauração da lâmina ungueal.

Assim como ocorre com a órtese metálica, na colocação da órtese de fibra de memória molecular deve-se observar a posição ideal de colocação da fibra de acordo com o formato da lâmina ungueal, com a curvatura apresentada e com o ponto inicial de afunilamento. Também deve-se observar características como a hidratação, a flexibilidade e a espessura da lâmina ungueal.

É importante verificar, ainda, o preparo correto da fibra para que haja adesão total na lâmina e para que não ocorram descolamentos da fibra sobre ela. Após o corte da fibra na largura correta da lâmina, o qual deve ser feito no sentido de comprimento da fibra, é necessário fazer o acabamento nas laterais, utilizando uma lixa para retirar as asperezas resultantes do corte.

Antes da colagem da fibra, também é necessário fazer algumas ranhuras em sua extensão, as quais devem ser feitas no lado que vai receber a cola para que a aderência seja mais eficaz. Para que a ação de colagem seja facilitada, deve-se levar em conta a curvatura da lâmina: inicia-se a colagem pelo lado mais curvado para evitar a pressão do instrumento durante a aplicação na região dolorida.

Após a lâmina atingir o resultado de abertura desejado, a manutenção deve ocorrer em um período de seis a oito meses, dentro do qual há uma força passiva para a acomodação do leito à nova posição da lâmina, evitando recidivas.

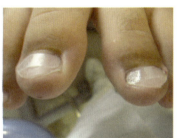 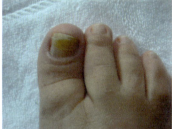

FIGURAS 4 A, B. ÓRTESES DE FIBRA DE MEMÓRIA MOLECULAR.

Dicas importantes

- O corte da fibra deve ser sempre no sentido de seu comprimento.
- Quanto menor o tamanho da fibra, maior será a força de tração exercida sobre a lâmina.
- Se a curvatura da lâmina for apenas em uma das laterais, a fibra deve ser colada rente à lateral na parte curvada, não sendo necessário atingir toda a extensão da lâmina.

* Se a lâmina apresentar alguma abertura após a colagem da fibra, será necessário repetir a limpeza das laterais para a retirada de resíduos de cola ou de calosidades afloradas.

* Em caso de onicólises e hematomas provocados por tração excessiva, não se deve interromper o tratamento, e sim reavaliar a força de tração e dar continuidade a ele.

* Em tratamentos durante ou após quadros infecciosos ou com onicomicose, é comum que se apresente onicólise lateral, pois é uma característica comum nessas patologias que se acentua com o uso da órtese.

* Quando há utilização da órtese no tratamento de granulomas, os retornos devem ocorrer num período de quatro a cinco dias, para que o profissional possa reavaliar a presença de espículas.

* Após a aplicação da órtese, é comum a região ficar dolorida, mas, se o período de dor se estender por mais de três dias, deve-se orientar o cliente a retornar para diminuir a força exercida pela órtese.

* Com o aparecimento de quadro doloroso no centro da lâmina após a aplicação da órtese, é necessário orientar a visita ao médico para verificar a possível presença de exostose subungueal.

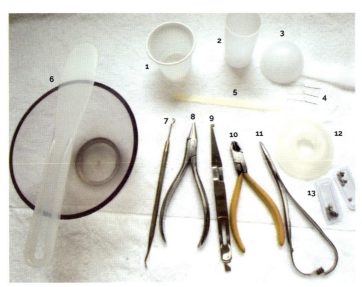

FIGURA 5. MATERIAIS UTILIZADOS NA APLICAÇÃO DAS ÓRTESES: (1) COPO DESCARTÁVEL DE CAFÉ, (2) MEDIDOR DE ÁGUA, (3) MEDIDOR DE ALGINATO E GESSO, (4) ÔMEGA DE FIO ORTODÔNTICO, (5) FIBRA DE MEMÓRIA MOLECULAR, (6) GRAAL DE PREPARAÇÃO E ESPÁTULA, (7) APLICADOR DE FIBRA DE MEMÓRIA, (8) ALICATE ORTODÔNTICO PARA DOBRADURA DO ÔMEGA COM FIO ORTODÔNTICO, (9) PINÇA TRANÇADA, (10) ALICATE DE CORTE, (11) PINÇA KELLY DE MATIÊ (PINÇA DE SUTURA), (12) ELÁSTICO CORRENTE, (13) *BRACKETS* E *BOTON*.

DOCUMENTANDO O TRATAMENTO DE CORREÇÃO DA CURVATURA

É interessante realizar a documentação dos tratamentos de curvatura da lâmina ungueal a fim de acompanhar sua evolução. Para isso, pode-se usar um paquímetro digital – aparelho usado para o dimensionamento, o controle e o acompanhamento da abertura da lâmina – ou então os moldes de gesso. É importante fazer as anotações na ficha de avaliação para comprovar a evolução do tratamento.

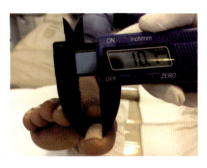

FIGURA 6. PAQUÍMETRO DIGITAL.

A seguir apresentamos a técnica e os materiais utilizados para a documentação de um tratamento de correção da curvatura da lâmina ungueal utilizando moldes de gesso.

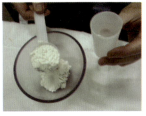
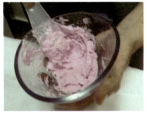
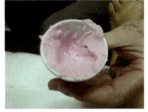

1. SEPARE OS MATERIAIS NECESSÁRIOS: ALGINATO, GESSO, ÁGUA, MEDIDOR, GRAAL DE PREPARAÇÃO, ESPÁTULA, COPO DESCARTÁVEL DE CAFÉ.
2. MISTURE O ALGINATO COM A ÁGUA DE ACORDO COM AS MEDIDAS.
3. COLOQUE A MISTURA HOMOGÊNEA DO ALGINATO EM UMA FÔRMA (NO CASO, O COPO DESCARTÁVEL DE CAFÉ) PARA FAZER A IMPRESSÃO DO NEGATIVO DA LÂMINA.

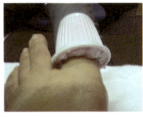
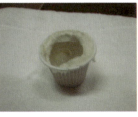
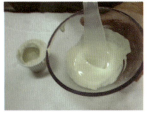

4. INTRODUZA A FÔRMA COM A MASSA DE ALGINATO NO DEDO.
5. RETIRE O DEDO E VISUALIZE O NEGATIVO DA LÂMINA NA MASSA DE ALGINATO CATALISADA.
6. PREPARE O GESSO COM ÁGUA, MISTURANDO ATÉ ATINGIR A CONSISTÊNCIA DE LAMA.

Podologia: técnicas e especializações podológicas

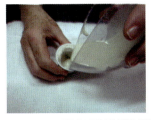 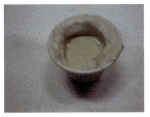 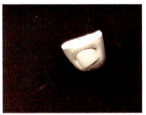

7. DESPEJE A MISTURA NO NEGATIVO DO MOLDE E AGUARDE A SECAGEM DO GESSO.

8. DEPOIS QUE SECAR, RETIRE O MOLDE DA FÔRMA.

ÓRTESE ACRÍLICA

As órteses acrílicas são utilizadas na podologia com dois propósitos: para a prevenção e a preservação do leito ungueal ou para fins estéticos, para melhorar a aparência de uma lâmina ungueal acometida por patologias.

As órteses de resina acrílica são confeccionadas a partir da mistura de monômero (líquido) e polímero (pó), que gera uma reação química autopolimerizável. A mistura é então moldada manualmente sobre o leito e parte da lâmina, formando uma placa dura e resistente que substitui a lâmina ungueal.

Sabe-se que a placa ungueal é formada por células germinativas, provenientes, em maior quantidade, da matriz ungueal; mas tanto as pregas periungueais quanto o leito ungueal também produzem células germinativas que contribuem para a formação da placa. Na ausência da lâmina ungueal, causada por traumas ou por patologias ungueais (como a onicomicose, a onicólise, etc.), como a produção dessas células é constante, ocorre o espessamento, a elevação e o afunilamento do leito, provocando alterações e atrofias ungueais. A aplicação da órtese de resina acrílica é indicada para a preservação do formato da lâmina e para a conservação dos sulcos ungueais, direcionando o seu crescimento.

Em uma lâmina comprometida por fungos, antes de fazer a aplicação da órtese é necessário realizar uma preparação minuciosa para a retirada de macerações e de lâminas com resíduos contaminados. É importante ressaltar que a resina não afeta uma lâmina saudável, e sim aquelas acometidas pelos fungos. A lâmina comprometida por fungos apresenta aspecto macerado de coloração que varia do branco ao esverdeado, podendo até apresentar coloração enegrecida após a retirada da resina. Apesar de o aspecto indicar piora do quadro, não quer dizer que o procedimento foi inadequado; na evolução do tratamento, a tendência é ocorrer uma diminuição de tecidos macerados, o que representa uma melhora geral do quadro patológico.

No que diz respeito ao tratamento estético, é comum o cliente procurar o podólogo com o objetivo de melhorar a aparência de lâminas contaminadas, principalmente no verão, quando o uso de calçados abertos, como sandálias e chinelos, é mais frequente. Esse procedimento melhora a autoestima do cliente, assim como eleva a imunologia, protege o leito do acúmulo de resíduos e impermeabiliza a lâmina, diminuindo a umidade e reduzindo a proliferação fúngica. Portanto, mesmo que o cliente faça uso da órtese de resina somente com o objetivo de melhorar a estética, a continuidade desse procedimento é benéfica, pois reduz a contaminação fúngica, diminuindo a velocidade de crescimento da colônia de fungos.

Outra indicação para a utilização da resina acrílica é sua aplicação no final do tratamento da onicofose, de calos do leito ungueal e de onicocriptose, até sua recuperação total.

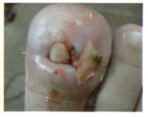 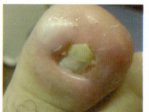 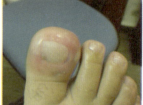

Figuras 7 a, b, c. A sequência de fotos mostra o tratamento de onicocriptose grave no hálux e a restauração com órtese de resina acrílica.

Figuras 8 a, b. Granuloma no leito ungueal após trauma causado pela dobradura de calçado social na deambulação em cliente diabético. A restauração com resina acrílica foi feita após a cicatrização do granuloma.

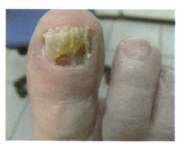 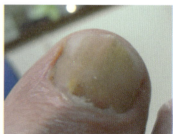

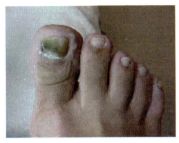 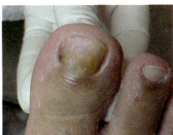

FIGURAS 9 A, B TRAUMA NO HÁLUX PROVOCADO POR QUEDA DE PESO SOBRE A LÂMINA UNGUEAL. APÓS PROCEDIMENTO PODOLÓGICO REALIZADO COM FRESAS E BROCAS DIAMANTADAS, A ÓRTESE DE RESINA ACRÍLICA TOTAL FOI ANCORADA NUMA FAIXA ESTREITA DE LÂMINA QUE FICOU PRESA NA REGIÃO DA MATRIZ E NA LATERAL DA PREGA. A RESINA ACRÍLICA, NESSE CASO, ALÉM DE PRESERVAR O LEITO UNGUEAL PARA MANTER O FORMATO DA LÂMINA, DEIXA O PÉ COM MELHOR ASPECTO ESTÉTICO E MANTÉM A AUTOESTIMA DO CLIENTE.

ORTOPODOLOGIA SILICONADA

Os antigos egípcios foram grandes precursores na amputação de membros e na fabricação de próteses e órteses, segundo um artigo da revista médica *The Lancet*. Analisando a múmia de uma mulher morta há 3 mil anos, cientistas alemães descobriram que o hálux do pé direito havia sido amputado em vida e substituído por uma prótese de madeira pintada, fixada com pano, que deve ter permitido à paciente andar sem impedimentos.

Podemos concluir, então, que várias técnicas têm sido utilizadas há séculos para auxiliar a função de determinado órgão.

Atualmente, a ortopodologia siliconada é o ramo da podologia que estuda a confecção e a aplicação de próteses de silicone moldadas individualmente para cada cliente, dependendo de suas patologias. As peças são de silicone polimerizável e costumam ser destinadas principalmente para a região do antepé.

A órtese de silicone pode ter duas funções específicas: prevenção e proteção. Como prevenção, o objetivo da órtese é minimizar uma má-formação congênita ou uma deformidade progressiva. Como proteção, ela é utilizada para isolar uma região sensível, sendo utilizada como atenuante em lesões adquiridas. A órtese adapta-se tanto em adultos como em crianças e é indicado que seja utilizada diariamente, junto do calçado habitual.

CONSIDERAÇÕES SOBRE O SILICONE

Depois do oxigênio, uma das substâncias químicas mais abundantes na superfície da Terra é o silicone. As pesquisas para sua obtenção iniciaram-se no século XIX e seu uso na fabricação industrial remonta a mais de quarenta anos atrás.

O elastômero de silicone é um polímero (corpo químico formado por polimerização) sintético, que apresenta propriedades elásticas e um aspecto emborrachado. Atualmente, sua utilização abrange vários segmentos, como as indústrias automobilística, alimentícia, de cosmética e de saúde.

Os elastômeros utilizados na podologia são os bicompostos, que consistem de uma pasta e um catalisador, os quais, quando misturados, entram em reação de poliadição ou policondensação. Apresentam-se então sob a forma de uma pasta modelável, que não adere aos dedos e pode ser moldada diretamente no pé. Sua textura permite uma fácil manipulação, que, aliada ao conhecimento do profissional, torna sua aplicação muito prática.

As qualidades físicas dos elastômeros, como cor, maciez e resistência, variam de acordo com o fabricante. Sua durabilidade depende em grande parte da qualidade das matérias-primas utilizadas, da qualidade técnica do profissional em manipular o silicone polimerizável, do acabamento com camada protetora (para uma maior resistência quando aplicada em área de atrito), bem como das orientações fornecidas ao cliente quanto aos cuidados de conservação e higienização, e do cuidado na indicação e aplicação correta da peça confeccionada.

O tempo de polimerização varia de 24 a 48 horas, dependendo do fabricante, tanto para a confecção como para o acabamento. A peça não pode ser entregue ao cliente antes de sua polimerização completa.

O cliente deve ser muito bem orientado quanto à posição correta da peça e de como deve ser colocada para atender sua indicação de forma eficaz. Também deve-se aconselhar o cliente sobre a correta higienização e conservação. Alguns cuidados, por exemplo, incluem:

- pulverizar a órtese com um pouco de talco neutro antes de utilizá-la, pois o silicone libera óleo constantemente;
- usar a órtese por no máximo dez horas por dia;
- lavar a órtese com sabonete neutro e água fria diariamente e secar com toalha macia;
- se surgir qualquer irritação, diminuir o tempo de uso. Em caso de reações alérgicas, deve-se suspender o uso imediatamente.

Existem no mercado diversas marcas com diferentes tipos de densidades de massa de silicone moldável: supermacio, macio e médio. O profissional deve determinar a mais indicada para cada caso. Em qualquer uma delas, pode-se aplicar métodos que aumentam sua resistência para suportar maior impacto.

O limite da eficácia da peça de silicone moldada para o cliente depende da imaginação do profissional e de seu conhecimento. As peças mais eficazes são as mais simples.

A sequência de fotos a seguir demonstra a confecção e a aplicação de uma órtese de silicone para cliente que apresentava dedos em garra com úlcera na polpa digital. Foi confeccionada uma peça de silicone com suporte negativo para aliviar a pressão do dedo durante a marcha, bem como para ajudar a regredir a lesão. O cliente também foi aconselhado a continuar o uso como suporte de prevenção.

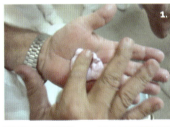
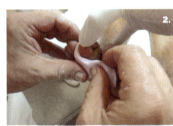
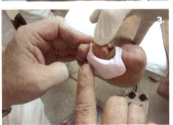
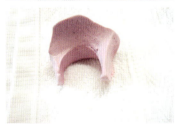

1. MISTURA DO SILICONE COM O CATALISADOR.
2. MOLDAGEM DA PEÇA.
3. ENCAIXE DA PEÇA PARA PROTEGER A LESÃO.
4. PEÇA PRONTA.

Já no caso a seguir, a cliente apresentava dedos sobrepostos (segundo e terceiro dedo sobre o hálux), além de hálux valgo e rotação do quarto e quinto dedos. As alterações provocadas pelo desalinhamento geravam uma sobrecarga nas unhas, causando onicólise, calos no primeiro espaço interdigital e calosidade nas pregas periungueais. Portanto, foi confeccionada uma peça de silicone para auxiliar no alinhamento dos dedos e para conferir proteção.

Para que a ortoplastia seja eficaz, é necessário que sua indicação seja bem estruturada. Para isso, é importante a realização de um exame clínico aprofundado, associado ao estudo do calçado.

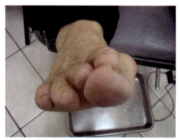
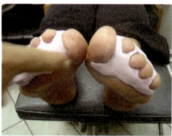

1. PÉ DE CLIENTE COM ALTERAÇÕES ORTODÉDICAS (EM POSIÇÃO DE DESCANSO).
2. MOLDAGEM DE SILICONE PARA ALINHAMENTO E PROTEÇÃO.

EXAME CLÍNICO

Alguns aspectos devem ser observados no exame clínico do cliente, como sua idade e o grau de senilidade, a vascularização dos membros inferiores, a presença de lesões dermatológicas, de diabetes com perda de sensibilidade e a capacidade de realizar movimentos. Também é importante avaliar se o cliente não apresenta rigidez articular, pois esta é uma das contraindicações para o uso de qualquer dispositivo de silicone.

Além disso, deve-se observar o desenvolvimento da marcha, o movimento dos dedos e seus apoios durante a marcha; a presença de desequilíbrios estáticos que podem ser responsáveis por uma lesão dolorosa; e o comportamento do pé calçado. O ideal é fazer um estudo comparativo da marcha com o pé calçado e descalço, associando-a ao tipo de calçado utilizado, para que se verifique a persistência de desequilíbrios estáticos constatados.

ESTUDO DO CALÇADO

O estudo do calçado é tão importante quanto o exame clínico, pois fornece subsídios complementares que são indispensáveis para a avaliação diagnóstica. Nesse estudo são observados:

* o tipo de material;
* o tamanho;
* o modelo;
* onde ocorre o desgaste no calçado.

A IMPORTÂNCIA DO CONHECIMENTO NA ORTOPODOLOGIA

Ao contrário do que muitas vezes se pensa, a ortopodologia é uma técnica muito antiga, como mostra a sequência de fotos a seguir, de uma órtese confeccionada sob medida, tirada do livro de William M. Scholl publicado em 1915. Devemos ressaltar que o Dr. Scholl dividiu a podologia em duas especialidades: o pedicuro, que atuava nas patologias superficiais da pele, e o pratipédico, que preparava órteses e protetores para os pés.

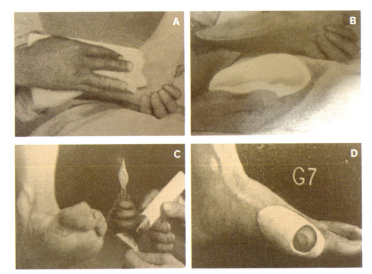

FIGURAS 10 A, B, C, D. A SEQUÊNCIA DE FOTOS DEMONSTRA A CONFECÇÃO DO MOLDE, O MOLDE APÓS A CONFECÇÃO, O ACABAMENTO E A PEÇA PRONTA.

A evolução de técnicas utilizadas e de novos materiais para a confecção das próteses siliconadas deve estar aliada ao conhecimento de competências específicas de posturologia, cinesiologia, biomecânica e de patologias para realizar a confecção das órteses podológicas com segurança e precisão.

É importante, também, conhecer o processo de movimento e as forças que estão envolvidas; as alavancas, o sinergismo, o agionismo; os componentes e o funcionamento do sistema neuro-mio-osteoarticular; o desenvolvimento das marchas; as relações posturais que envolvem as cadeias musculares; os processos sistêmicos que se inter-relacionam no corpo como um todo, bem como as influências biopsicossociais que agem sobre a postura e sobre a marcha.

A aplicação da órtese siliconada hoje em dia já ocorre em várias áreas da podologia e abrange diversas podopatias. Pode ser utilizada como terapia ou prevenção no tratamento de idosos, crianças, adolescentes, atletas, clientes portadores de diabetes, de artrose, de alterações patogênicas em membros inferiores em situações que envolvam a postura dos pés, etc. A evolução da podologia, com suas novas técnicas, aliada à eficácia e à qualidade de novos conceitos e materiais permitiram, graças a uma parceria construtiva entre os profissionais da área de saúde e a sociedade, o avanço a esse nível.

A aplicação da técnica de ortopodologia siliconada usada como proteção torna-se uma aliada eficaz do podólogo, que consegue retardar o aparecimento das patologias e evitar inflamações e, muitas vezes, o procedimento cirúrgico, promovendo melhores condições de vida e de trabalho aos clientes, comprovando, assim, que a podologia tem uma participação valiosa na área da saúde.

AVANÇOS TECNOLÓGICOS E REFLEXÃO SOBRE A PRÁTICA PODOLÓGICA

Quem acompanhou a passagem do final do século XX para o começo do século XXI pôde presenciar uma grande transição ocorrida no planeta, gerada principalmente pela tecnologia, que atingiu todas as áreas da atividade humana, mudando conceitos e comportamentos e transformando as relações humanas.

O grande avanço da medicina impulsionado por novas tecnologias proporcionou enormes benefícios, como uma maior expectativa de vida para a população idosa e uma redução da mortalidade infantil, por exemplo; contribuindo, portanto, para o crescimento populacional. No entanto, novas doenças emergiram e epidemias antigamente erradicadas ressurgiram. As alterações ecológicas e o aumento da população do planeta vêm devastando e contaminando o meio ambiente, o ar, o solo e os rios.

A evolução tecnológica também propiciou a automação, que substitui em boa parte o trabalho humano, mas em muitos casos mudou a relação entre as pessoas, gerando uma inversão de valores. Muitos acabaram substituindo os valores universais – principalmente no que diz respeito ao relacionamento humano – por interesses pessoais, guiados principalmente pelo retorno financeiro. Diversos profissionais da saúde tornaram-se mais frios, excessivamente técnicos, não demonstrando comoção ou consideração e tratando os pacientes apenas como objetos de pesquisa, números e estatísticas.

Nos anos em que vivemos essa transição, comumente nos maravilhamos com as conquistas. Ao comparar o passado com o futuro, podemos apontar para algumas situações preocupantes, por um lado, e outras bastante promissoras, por outro. O destino sempre estará na dependência da lucidez da humanidade. Esperamos que o ser humano seja valorizado pelo que é, e não pelo acúmulo de bens materiais.

No que diz respeito à podologia no Brasil, podemos dizer que por muitos séculos a atividade sobreviveu com pequenas alterações de instrumentais, produtos emolientes e técnicas de trabalho. Aos poucos foram surgindo novos produtos na linha de proteção e maiores conhecimentos, mas sempre preservando-se a atuação do podólogo e seu relacionamento com o cliente. Esse profissional sempre foi integrado na área da saúde, atuando em sua especificidade sem sofrer alterações significativas.

A podologia, porém, não ficou imune ao *boom* de tecnologia dos últimos anos. Os avanços do conhecimento e a introdução de novos equipamentos permitiram o desenvolvimento de técnicas de tratamento graças à evolução de indústrias altamente eficientes e à introdução de métodos não invasivos, capazes de tratar as mais diferentes alterações podológicas. Diferenciaram-se, assim, especialidades que, por sua vez, aprofundaram o conhecimento, oferecendo soluções para problemas até então inabordáveis, evoluindo para a criação de próteses e órteses, todas capazes não só de curar, mas também de aliviar o sofrimento e melhorar a qualidade de vida.

Há mais de 25 anos, por exemplo, raios lasers de baixa potência vêm sendo utilizados em várias cirurgias delicadas. Médicos encaram-nos como um instrumento curativo mais amplo: os ferimentos são submetidos a um laser de baixa frequência durante curto período, pois uma exposição prolongada de alta frequência danificaria gravemente os tecidos. Resultados mostram que o tratamento estimula as células danificadas a crescerem e renovarem-se. Na década de 1990, os cientistas verificaram que, quando brevemente submetidos à luz laser de baixa frequência, os macrófagos (leucócitos do sangue) liberam substâncias químicas que ajudam a restaurar o tecido danificado. O laser de baixa frequência coagula o sangue e solidifica as proteínas, de modo que tecidos moles são ligados para fechar feridas e unir vasos sanguíneos. Além disso, estimula células envelhecidas e desnutridas, o que o torna mais eficaz para a recuperação de ferimentos antigos e difíceis de curar por outros métodos. Atualmente, na podologia, é mais utilizado para a recuperação de tecidos granulados em unhas com infecção e de calos infeccionados.

Alguns equipamentos que têm sido utilizados mais recentemente pela podologia, por exemplo, são:

* o laser/LED, eficiente para ativar a circulação local, melhorando o aporte sanguíneo, a nutrição, a oxigenação e, consequentemente, a cicatrização e o crescimento da lâmina ungueal;

* o aparelho de alta frequência, que utiliza corrente elétrica alternada através de eletrodos de vidro, é gerador de ozônio eficaz para a desinfecção de micro-organismos aeróbicos e anaeróbicos, age também como anti-inflamatório e estimula o processo de cicatrização;

Podologia: técnicas e especializações podológicas

* o fotopolimerizador, gerador de luz azul, reagente da resina para a colagem de órteses e para a restauração da lâmina ungueal;

* o baropodômetro, utilizado para a análise de marcha para avaliar pontos de maior atrito e indicar calçados e palmilhas.

USO DO FOTOPOLIMERIZADOR

Para a utilização do fotopolimerizador com a resina fotopolimerizável são necessários alguns cuidados específicos, tais como:

* Avaliar o formato, o aspecto geral e a curvatura da lâmina, bem como a aderência ao leito ungueal.

* Definir o local de aplicação do *bracket* e medir com paquímetro a largura na região proximal, medial e distal do corpo da unha, para acompanhamento de sua evolução.

* Organizar o campo de trabalho e selecionar todo o material que será utilizado para a aplicação da órtese: aparelho fotopolimerizador, resina fotopolimerizável, espátula, fio ortodôntico, *brackets*, pinça de sutura, alicate 053 (ortodôntico), alicate de corte e pinça trançada.

* Proceder à profilaxia minuciosa nas unhas para eliminar maceração e resíduos na superfície ungueal.

O procedimento podológico, então, é realizado conforme a seguir:

* Concluída a profilaxia, desengordura-se a lâmina com acetona ou álcool 70°, para acentuar as ranhuras após o lixamento.

* Definido o posicionamento do *bracket*, deve-se aplicar o reagente catalisador sobre a superfície da lâmina e polimerizar a unha no local onde foi aplicado o reagente.

* Com a espátula, aplica-se em pequena quantidade a resina em pasta sobre a base do *bracket*, que é colocado sobre a unha já catalisada e no local definido, ajustando a posição correta. Retira-se o excesso de resina que expandiu para fora da base do *bracket* e polimerizam-se os quatro lados da resina abaixo do *bracket*.

* Repete-se todo o processo do outro lado da lâmina, tomando o cuidado de manter os *brackets* alinhados paralelamente para facilitar a colocação do ômega, que deve estar simetricamente posicionado para não interferir no crescimento da lâmina.
* Devem-se realizar as trocas a cada quinze dias. A cada vez, todo o processo deverá ser repetido: profilaxia da lâmina, medição para avaliar a evolução de sua abertura e troca dos *brackets* e do ômega, conforme mencionado no protocolo de colocação das órteses no capítulo 4, página 60.

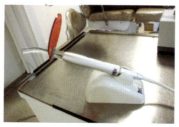
FIGURA 11. FOTOPOLIMERIZADOR.

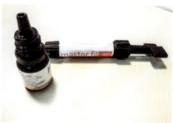
FIGURA 12. RESINA E CATALISADOR PARA FOTOPOLIMERIZAÇÃO.

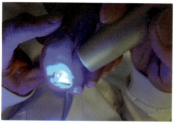
FIGURA 13. APLICAÇÃO DE *BRACKET* COM FOTOPOLIMERIZADOR.

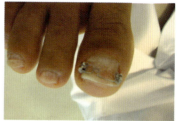
FIGURA 14. ÓRTESE COLOCADA COM FOTOPOLÍMERO.

USO DO LED

O uso do LED, seguindo os protocolos de indicação no aparelho, com o azul de metileno como sensibilizante e a aplicação de luz vermelha, apresenta alguns resultados positivos para a eficácia do tratamento de onicomicose e granuloma piogênico em cliente portador de diabetes mellitus (DM).

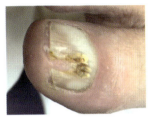 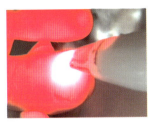 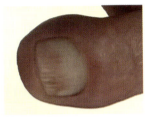

FIGURAS 15 A, B, C. A SEQUÊNCIA DE FOTOS MOSTRA UM TRATAMENTO DE UNHA DO HÁLUX COM ONICOMICOSE, ANTES, DURANTE E NO TÉRMINO DO TRATAMENTO. O RESULTADO FOI ALCANÇADO EM SETE MESES. O PROTOCOLO UTILIZADO FOI DE UMA VEZ POR SEMANA DURANTE QUINZE SEMANAS. APÓS ESSE PERÍODO, O ESPAÇO FOI QUINZENAL POR TRÊS MESES ATÉ A CONCLUSÃO DO TRATAMENTO. FORNECER ORIENTAÇÕES SOBRE CUIDADOS DE HIGIENIZAÇÃO E ATENÇÃO QUANTO AO TIPO DE CALÇADO PARA EVITAR MICROTRAUMAS NA EXTREMIDADE DISTAL DA LÂMINA É ESSENCIAL PARA EVITAR RECIDIVAS.

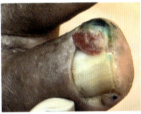 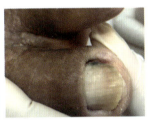

FIGURAS 16 A, B. CLIENTE PORTADOR DE DM COM GRANULOMA PIOGÊNICO DE DIFÍCIL RECUPERAÇÃO. O TRATAMENTO COM APLICAÇÕES SEMANAIS DE LED E AZUL DE METILENO TEVE DURAÇÃO DE QUATRO SEMANAS.

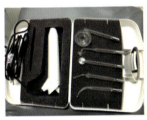 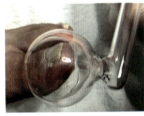 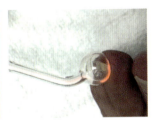
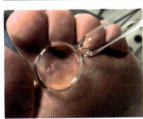 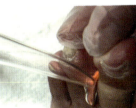 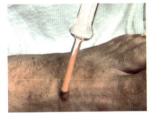

FIGURAS 17 A, B, C, D, E, F. AS FOTOS MOSTRAM O APARELHO DE ALTA FREQUÊNCIA, OS DIFERENTES MODELOS DE ELETRODOS, OS LOCAIS E A INDICAÇÃO DE USO, COMO ONICOMICOSE, *TINEA PEDIS* E *TINEA* INTERDIGITAL, VERRUGAS E OUTROS TIPOS DE LESÕES DE PELE.

Órteses ungueais e ortopodologia siliconada

O laser de luz vermelha precisa de um reagente azul de metileno a 1%. Para a luz azul, o reagente deve ser a curcumina, de cor avermelhada.

* Azul de metileno 1%: de uso tópico, evita infecções em ferimentos leves e acelera a restauração das camadas da pele. Deve ser usado com luz vermelha.

* Curcumina: pigmento que ocorre naturalmente e que faz parte de um componente ativo do açafrão-da-índia, tem alto poder anti-inflamatório. Deve ser usado com luz azul.

A utilização do laser para tratamento de alterações na lâmina ungueal é eficaz. Após análise, constatou-se que os casos tratados que obtiveram resultados positivos e seguiram as orientações quanto aos cuidados com higiene correta, calçados adequados e retirada das causas predisponentes não tiveram recidivas. Nos casos em que não foram seguidas as orientações, percebeu-se que o índice de reincidência da patologia é inevitável.

Portanto, novas tecnologias não vieram para resolver, mas, sim, para somar com as técnicas tradicionais. Eliminar as causas da patologia é imprescindível, só assim os resultados serão satisfatórios e sem recidivas em qualquer tipo de tratamento.

A ânsia em acompanhar o avanço científico e tecnológico e a possibilidade de oferecer os tratamentos mais avançados dominam hoje o cenário em vários setores de atividade. O podólogo deve estar atento, porém, para que todo esse aparato tecnológico não altere sua relação com o cliente, como vem ocorrendo com profissionais de outras áreas da saúde. Muitas pessoas, por exemplo, sentem necessidade de ouvir explicações sobre suas patologias, e o uso intensivo de técnicas por aparelhos reduz o contato podólogo-cliente.

Por isso, estamos em um momento que exige reflexão: por um lado, estamos equipados com recursos inigualáveis e, por outro, ainda estamos aprendendo a melhor forma de utilizá-los, principalmente diante do alto custo que acabam acarretando ao atendimento, com base em uma tecnologia não acessível à maioria da população.

Vivemos, portanto, o paradoxo de possuir o mais alto nível de atendimento, mas muitas vezes sem poder oferecê-lo a todos que precisam dele, e sim, apenas direta ou indiretamente, aos que podem pagar por ele. Isso obriga, então, a uma revisão da formação profissional e do papel do podólogo na sociedade. Esse é um desafio que as entidades, escolas e autoridades enfrentarão no futuro. Por sua vez, as clínicas podológicas passaram a dar ênfase excessiva a esses equipamentos, quase colocando o podólogo em segundo plano.

O avanço tecnológico é muito importante para a evolução da profissão, mas também são necessários critérios claros de utilização, bem como pesquisas, estatísticas de resultados e contraindicações acerca desses novos recursos. Nenhum aparelho, por mais avançado que seja, deve ser utilizado pelos profissionais sem que estes estejam preparados, familiarizados e treinados. O uso indiscriminado desses aparelhos não leva em conta a eficácia do tratamento, o que muitas vezes afeta a credibilidade do profissional e altera o resultado final do tratamento.

A utilização criteriosa desses produtos é imprescindível, pois o bom senso deve permear a ação podológica, sem nunca deixar de lado, também, o atendimento humanizado aos clientes.

5 capítulo

Podologia e a consciência ambiental

UMA PITADA DE HISTÓRIA, HIGIENE E BONS COSTUMES

O avanço tecnológico em todas as áreas da saúde trouxe com ele uma grande vantagem: o aumento significativo da expectativa de vida humana. Os grandes aliados desse avanço foram, por exemplo, a descoberta dos micro-organismos e o desenvolvimento de estudos sobre sanitarismo, ambientalismo e antissepsia. Nos últimos cem anos, em especial, os cuidados com a higiene do corpo foram essenciais para a vida e para a evolução.

Historicamente, é possível verificar que, desde a queda do Império Romano, a cultura dos povos conquistados foi sendo assimilada, envolvendo aspectos e costumes não só relacionados à religião, mas também à medicina e à higiene, etc. Os europeus viveram por mais de mil anos em meio à sujeira, pois as condições de limpeza e higiene eram precárias.[1] Os péssimos hábitos provocaram várias pragas e doenças, que diminuíram muito sua expectativa de vida em relação a outros povos. Os sobreviventes eram os que conseguiam adquirir imunidade a essas pragas e doenças. Quando a conquista de novos povos e continentes se expandiu, populações inteiras de nativos das novas terras também passaram a ser dizimadas com a contaminação pelas doenças trazidas, e os sobreviventes colonizados, por consequência, herdavam esses maus hábitos e costumes.

[1] Os cidadãos romanos, inicialmente, possuíam algumas noções de higiene; porém, com o domínio da religião católica, passou a ser proibido ficar nu para se banhar e muitas doenças ocasionadas pela falta de higiene passaram a ser consideradas castigo de Deus, prejudicando a busca pelo tratamento. Essa ideia prevaleceu durante toda a Idade Média, principalmente.

Demorou quinhentos anos para que os conquistadores aprendessem a necessidade de manter a higiene do corpo e do meio ambiente em que viviam. (Aliás, como vimos no capítulo 1, muitas das grandes descobertas do século XX na área da saúde já eram de conhecimento de povos conquistados, como os indígenas; mas esses conhecimentos foram desprezados por motivos religiosos ou por intolerância.)

No que diz respeito ao Brasil, sabe-se que, até o começo do século XX, o lixo e os dejetos eram jogados no mar ou nos rios mais próximos das cidades. A primeira empresa contratada para limpeza urbana surgiu no Rio de Janeiro somente em 1876, comandada por Aleixo Gary (cujo sobrenome virou sinônimo do profissional que coleta o lixo – "gari"). As invenções do papel higiênico e do vaso sanitário, por sua vez, têm menos de 150 anos, mas eles só foram utilizados em larga escala no Brasil a partir dos anos 1960.

Desde então, a higiene do corpo e do local onde vivemos evoluiu bastante, mas podemos dizer que a "higiene do planeta" como um todo está cada vez mais doente, interferindo na saúde do ser humano e ameaçando a nossa expectativa de vida, uma vez que ainda carregamos muitos maus hábitos. Atualmente, por exemplo, dados indicam que, no Brasil, nas grandes cidades, cada pessoa produz em média quinhentos quilos de lixo por ano, e a destinação desse lixo muitas vezes torna-se um problema.

O ambientalismo também é uma questão de saúde. Os podólogos, como todos os profissionais da área de saúde, possuem a obrigação de conhecer mais a respeito do assunto para atuar de forma a contribuir com o planeta e passar essas informações aos clientes, orientando-os sobre bons costumes. Não existe saúde do ser humano sem saúde do planeta.

MEIO AMBIENTE E SUSTENTABILIDADE

Atualmente, o tema meio ambiente está presente não só em conversas de ativistas empenhados em sua melhoria, mas também nas da população como um todo. A humanidade aos poucos (muito lentamente) vai se inteirando da necessidade de preservação da natureza para deixar um legado para as gerações futuras.

O primeiro passo nesse sentido aconteceu em Estocolmo, na Suécia, em 1972, quando ocorreu a Conferência das Nações Unidas sobre Meio Ambiente Humano – o primeiro encontro de líderes de Estado para discutir o assunto. Depois vieram outras conferências, encontros e debates, como a Eco-92, que aconteceu no Rio de Janeiro em 1992, na qual 160 países assinaram a Convenção-Quadro sobre Mudança Climática, com o objetivo de evitar interferências no sistema climático mundial. Em Quioto, no Japão, em 1997, também foi redigido o Protocolo de Quioto, cujo principal objetivo é a redução do efeito estufa.

Além de tratados e decretos de nível mundial, o movimento sustentável também deve contemplar esferas menores, partindo de atitudes individuais, familiares, de comunidades, classes profissionais, municípios e estados. A educação ambiental na família é transmitida de pai para filho; na comunidade, é feita por meio de pequenos núcleos de movimento; nas classes profissionais, as atitudes de consciência ambiental são desenvolvidas por meio de competências adquiridas durante os cursos. Nos municípios, estados e países, o movimento de preservação ambiental depende de seus dirigentes. Para que ações como essas aconteçam com sucesso, elas precisam passar primeiro pela consciência individual, a partir da qual cada um faz a sua parte e o movimento cresce para o coletivo.

Quando se fala de um tema atual e relevante como esse, o podólogo não pode ignorar que sua contribuição é parte importante e que atitudes individuais de cada profissional contribuem para um futuro melhor para todos. Por ser integrante da área de saúde e manter contato com materiais contaminados, o podólogo deve estar consciente acerca do lixo gerado em seu local de trabalho e providenciar o descarte adequado, para que sua contribuição seja efetiva na preservação do meio ambiente.

A seguir vamos esclarecer algumas questões que estão intrinsecamente ligadas a esse tema.

Podologia e a consciência ambiental

DESENVOLVIMENTO SUSTENTÁVEL

Para abordar o tema do meio ambiente, é necessário entender o que é sustentabilidade. No Relatório Brundtland, em 1987, a ONU definiu desenvolvimento sustentável da seguinte forma:

> É o desenvolvimento que encontra as necessidades atuais sem comprometer a habilidade das futuras gerações de atender suas próprias necessidades. (...) No mínimo, o desenvolvimento sustentável não deve pôr em risco os sistemas naturais que sustentam a vida na Terra: a atmosfera, as águas, os solos e os seres vivos.[2]

Não se pode falar em sustentabilidade sem falar em desenvolvimento, pois os dois estão interligados. O desenvolvimento é um processo dinâmico de melhoria que implica uma mudança, uma evolução. Portanto, é necessário encontrar um equilíbrio: a sustentabilidade está diretamente relacionada ao desenvolvimento econômico e material sem agredir o meio ambiente, usando os recursos naturais de forma inteligente para que eles se mantenham no futuro.

Existem diversas ações sustentáveis que abrangem a indústria. Podemos citar como iniciativas: utilizar fontes de energia "limpas", evitar o desperdício de matérias-primas, preservar as áreas verdes, produzir alimentos que não agridem a natureza, controlar a utilização dos recursos minerais, reutilizar e reciclar produtos, etc. O que nos interessa mais de perto são as atitudes voltadas para o consumo controlado de água, evitando ao máximo o desperdício, e a adoção de medidas que visem à não poluição dos recursos hídricos, assim como a despoluição daqueles que já se encontram contaminados.

No entanto, como já foi dito anteriormente, a educação ambiental é abrangente e deve ter a participação de todos, não somente das grandes indústrias e empresas. É pela educação que cuidamos da manutenção e perpetuação no nosso modo de vida e de nosso ajustamento ao grupo ou à sociedade. Não basta apenas ampliar técnica e conhecimento, é necessário que as pessoas ampliem seu potencial humano. Cada um deve fazer sua parte.

---

2 O Cf. "A ONU e o meio ambiente". Disponível em https://nacoes unidas.org/acao/meio-ambiente/, s/d. Acesso em 22/8/2017.

Podologia: técnicas e especializações podológicas

RESÍDUOS BIOLÓGICOS

Os resíduos gerados por prestadores de serviço à saúde são considerados especiais porque representam perigo para a saúde da população e para o meio ambiente, em virtude do risco de contaminação. Com o denominado lixo biológico, devem ser observados a forma correta de manipulação e o destino final adequado. É de responsabilidade do podólogo conhecer e respeitar a legislação atual – e, portanto, o manejo correto desses resíduos é só uma parte da atitude que esse profissional deve adotar. É necessário, também, providenciar que seu descarte seja adequado para que o meio ambiente não seja afetado, mesmo que a quantidade de resíduos seja reduzida.

A grande maioria dos resíduos sólidos gerados no Brasil é disposta em lixões pela própria coleta municipal, causando sérios problemas ambientais e sociais. Pensando nesse cenário é que ressaltamos a necessidade de o podólogo fazer o descarte de seu lixo biológico adequadamente.

Todo lixo gerado no atendimento de podologia, como papel-toalha, algodão, embalagem de autoclave, luvas, etc., deve ser descartado em sacos de lixo de cor branco-leitosa com o símbolo de infectante. Mesmo estando fechado, esse lixo não pode ir para um recipiente maior de lixo comum. É necessário fazer a solicitação de coleta especial para esses volumes. Não é permitido que o descarte de lixo comum de nenhum tipo ocorra junto do conteúdo de lixo biológico.

Os materiais perfurocortantes devem ser acondicionados em recipientes rígidos, estanques, vedados e identificados com a simbologia de substância infectante. Existem caixas específicas para esse descarte (descarpack). Se o fluxo de atendimento for pequeno, pode-se usar caixas menores, para que esses materiais não fiquem muito tempo parados. Quando a caixa estiver em seu limite, o podólogo deve fechá-la adequadamente e descartar na coleta especial. Se o gabinete gera pouco lixo biológico, é possível fazer um acordo com uma farmácia próxima para que o lixo seja descartado junto da coleta da farmácia. Geralmente esse tipo de material é incinerado pela empresa que faz a coleta.

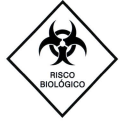
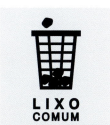

FIGURA 1. SÍMBOLOS DE CLASSIFICAÇÃO DO LIXO.

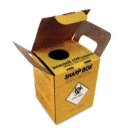

FIGURA 2. CAIXA DESCARPACK.

Podologia e a consciência ambiental

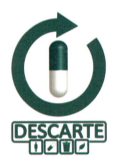

FIGURA 3. SÍMBOLO DO DESCARTE ADEQUADO DE FÁRMACOS VENCIDOS.

Além disso, também é necessário dar especial atenção para o descarte de medicamentos vencidos. Infelizmente, a população em geral e mesmo os profissionais muitas vezes não têm conhecimento dos malefícios do descarte indevido dessas substâncias no ambiente, trazendo como consequência a poluição da água e do solo. Os medicamentos vencidos, em suas embalagens originais ou não, devem ser levados para locais de coletas específicos.

Na cidade de São Paulo, por exemplo, as redes de drogarias e de supermercados têm equipamentos para esse tipo de coleta. As unidades básicas de saúde (UBS) também estão preparadas para receber medicamentos vencidos. Os resíduos entregues pela população são posteriormente recolhidos pelas concessionárias que prestam o serviço de coleta às prefeituras e são levados para o tratamento adequado em veículos preparados para esse fim. Os medicamentos são incinerados em empresas que fazem isso conservando o meio ambiente.

Também devemos considerar os produtos ácidos utilizados pelos podólogos, como o ácido peracético e o ácido nítrico, por exemplo. São produtos que também não devem ser descartados aleatoriamente, pois causam danos ao meio ambiente se descartados no ralo comum, além de danificar o próprio encanamento, que não está preparado para esse tipo de descarte. Esses produtos, em pequenas quantidades, devem ser diluídos em água abundante antes de ser despejados no encanamento. Se a quantidade for grande, a coleta deve ser solicitada por uma empresa específica para esse fim.

Outros tipos de equipamentos utilizados na podologia, como estufas, autoclaves, micromotores, instrumentais de aço, mobiliários, alta frequência, *laser*/LED, fotopolimerizador, destilador de água, cubas ultrassônicas, *sprays* borrifadores, almotolias e materiais plásticos devem ser descartados e direcionados para indústrias de reciclagem.

O podólogo é um prestador de serviço da área de saúde e deve estar consciente do impacto e dos riscos do manejo inadequado dos resíduos produzidos em seu trabalho.

6

capítulo

Patologias ungueais

A lâmina ungueal é uma das menores estruturas do corpo, e, mesmo assim, é vulnerável a um grande número de patologias, graças à sua relação íntima com a pele. Por conta disso, ela também é a grande causadora de patologias dos tecidos adjacentes, além de proporcionar um meio no qual é possível encontrar características de patologias locais e sistêmicas.

Mesmo com novas técnicas e novos equipamentos utilizados na podologia, as lâminas ungueais continuam sendo um grande desafio para o profissional e são a maior causa da procura por esse serviço.

O podólogo preparado para atuar nas lâminas ungueais deve ter conhecimentos abrangentes sobre o assunto. Já no primeiro procedimento, ele tem condições de aliviar a dor do cliente. Algumas patologias ungueais têm uma relação direta com quadros álgicos relatados. Na primeira visita é importante que o procedimento seja efetuado levando-se em consideração a queixa apresentada.

Toda patologia tem causas e consequências, e é importante lembrar também que, nos procedimentos ungueais, nem sempre existe um padrão predefinido de tratamento. Cada caso deve ser estudado e analisado individualmente para se traçar uma linha de conduta. O mesmo cliente pode apresentar um quadro diferente a cada visita.

PRIMEIRAS OBSERVAÇÕES

No primeiro contato com o cliente, é importante que o profissional faça uma análise de alguns aspectos iniciais, como tipos de calçado e de meias utilizados, idade, sobrepeso, deambulação, entre outras questões que devem ser observadas durante o procedimento, para que possam ser traçadas uma conduta e uma linha de orientações preventivas. (Para mais informações, ver capítulo sobre profilaxia.)

No que diz respeito especificamente às lâminas ungueais, os seguintes aspectos devem ser observados: tipos de lâmina, presença de fungos, posição dos dedos e possíveis patologias em tecidos adjacentes.

TIPOS DE LÂMINAS

Para avaliar o tipo de lâmina ungueal, deve-se observar o formato, a espessura e a cor das lâminas, bem como alterações de curvatura. Também é necessário verificar se o corte está correto, levando-se em conta o formato do dedo.

É importante lembrar que a lâmina ungueal, por ser uma haste flexível, poderá se moldar de acordo com a pressão exercida sobre ela.

PRESENÇA DE FUNGOS

A lâmina ungueal saudável é translúcida, e sua tonalidade rosada reflete o leito ungueal e sua irrigação sanguínea. Qualquer alteração de cor e espessura pode ser associada à presença de fungos, devendo-se encaminhar o cliente ao especialista para confirmação do prognóstico.

POSIÇÃO, COMPRESSÃO E SOBREPOSIÇÃO DE DEDOS

As alterações por posição, compressão e sobreposição dos dedos podem deixar os tecidos moles das lâminas ungueais avermelhados, quentes, edemaciados e muito dolorosos. A pressão contínua pode levar a infecções ou à formação de calos nos pontos de maior pressão.

TECIDOS ADJACENTES

Os tecidos adjacentes compreendem pregas ungueais, eponíquio, hiponíquio e leito ungueal, e são um termômetro para avaliar se há alguma alteração no local. Deve-se observar se há presença de edema, de hiperqueratose e de maceração, bem como de espessamento acompanhado de dor no sulco lateral. Também deve-se perguntar ao cliente sobre traumas mecânicos nas pregas periungueais, e observar se há espessamento do eponíquio, alteração de vascularização, de cor ou sensibilidade, e verificar se a região está hidratada. Esses sinais demandam atenção especial do podólogo, pois são fatores que podem interferir no desenvolvimento e crescimento da lâmina ungueal.

A RELAÇÃO DA UNHA COM A DOR

Quando um cliente relata dor na região ungueal, é necessário investigar para detectar e avaliar a causa, que varia dependendo da localização da dor e da posição na lâmina – por exemplo, se é medial, lateral, distal, proximal, central ou total, etc. Para isso, deve-se analisar o pé em descanso e em seguida com carga e pressão, pois são fatores que alteram a sensibilidade no local.

A queixa de dor relatada pode ser provocada por curvatura e espessura acentuadas da lâmina ungueal, aliadas à pressão e ao atrito constante dos calçados. Outra causa de queixa são as inflamações e as infecções provocadas por corpo estranho que apresentam quadros álgicos extremamente dolorosos.

Quando houver uma queixa de dor generalizada e sem causa aparente, deve-se investigar a existência de exostose subungueal, e o diagnóstico correto só é possível por meio de radiografia do local; portanto, o cliente deve ser encaminhado ao médico.

Patologias ungueais

PRINCIPAIS PATOLOGIAS UNGUEAIS

CALOSIDADES UNGUEAIS

Referem-se ao espessamento córneo na região das pregas periungueais e do hiponíquio, e são provocadas principalmente pelo atrito de calçados muito justos, por dobras de meia e sobreposição de dedos, entre outras causas. O tratamento consiste na retirada das calosidades e em orientar o cliente quanto à prevenção.

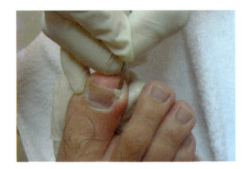

FIGURA 1. CALOSIDADE NA REGIÃO LATERAL DA PREGA PERIUNGUEAL PROVOCADA POR ATRITO DO CALÇADO COM PRESSÃO DO SEGUNDO DEDO.

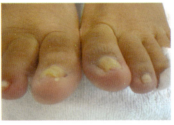
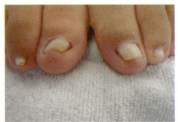

FIGURAS 2 A, B. CALOSIDADE BILATERAL DAS PREGAS PERIUNGUEAIS EM AMBOS OS DEDOS, ANTES E DEPOIS DO PROCEDIMENTO PODOLÓGICO.

ONICOFOSE

Refere-se ao núcleo de uma calosidade que se forma nas laterais das pregas periungueais, muitas vezes confundido com espículas ungueais.

Esse tipo de lesão é extremamente doloroso, o que o profissional já percebe no toque e na sondagem do local. É imprescindível que a retirada do espessamento córneo seja total para evitar inflamação posterior. Também é importante que seja providenciada uma proteção no local.

A seguir é apresentado o procedimento podológico no caso de uma calosidade de sulco ungueal acompanhada de onicofose.

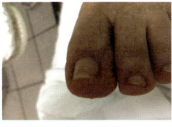

1. ONICOFOSE NA LATERAL DO HÁLUX.

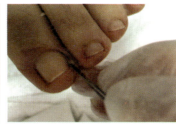

2. SÃO FEITOS MOVIMENTOS DE PRESSÃO E ROTAÇÃO PARA A RETIRADA DO NÚCLEO COM O BISTURI NUCLEAR ESTREITO.

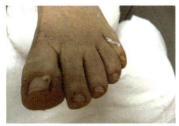

3. PREGA PERIUNGUEAL COM A ONICOFOSE RETIRADA.

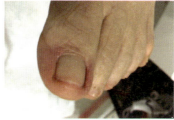

4. ASPECTO DA LÂMINA APÓS O PROCEDIMENTO.

DEFORMIDADES DA LÂMINA

As deformidades da lâmina ungueal são comumente provocadas por agentes químicos (como acetona, detergentes, cloro, sabão em pó) e mecânicos, medicamentos, patologias sistêmicas (como diabetes, anemia, câncer, etc.) ou ainda alterações ortopédicas (como dedos em garra, dedos em martelo, etc.) e genéticas.

As alterações ortopédicas são corrigidas pelo médico ortopedista; o podólogo somente atua nos cuidados de prevenção, como manter o corte correto da lâmina ungueal e efetuar a deslaminação, caso seja necessário. Para tanto, as visitas periódicas ao profissional são necessárias, além de orientações e encaminhamentos.

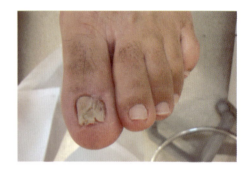

FIGURA 3. DEFORMIDADE CAUSADA POR AGENTES QUÍMICOS E MECÂNICOS.

ONICOCRIPTOSE

Refere-se à penetração de uma espícula ungueal nos tecidos que a circundam, o que pode ser provocado por corte inadequado, traumas, ruptura ou ressecamento da lâmina ungueal.

A sequência de fotos a seguir traz o exemplo de um procedimento para tratar a lâmina ungueal com onicocriptose.

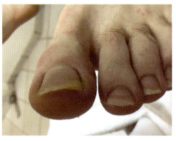
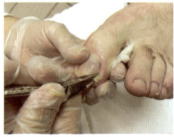

1. EXEMPLO DE LÂMINA UNGUEAL SADIA E NORMAL EM FORMATO DE LEQUE, MAS MUITO COMPRIDA, QUE PENETROU NA PREGA PERIUNGUEAL E PROVOCOU UMA INFECÇÃO BACTERIANA.

2. APÓS SONDAGEM COM O ALICATE POSICIONADO NO PRIMEIRO CORTE, DAR UM PIQUE EM ÂNGULO RETO.

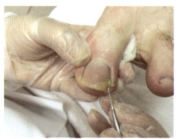
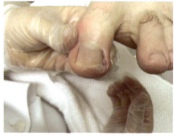

3. COM O AUXÍLIO DO BISTURI NUCLEAR ESTREITO, TERMINAR O CORTE DA LÂMINA FINALIZANDO NUM ÂNGULO RETO. GIRAR O BISTURI PARA RETIRAR A ESPÍCULA.

4. APÓS O PROCEDIMENTO, OBSERVE QUE A LESÃO FOI TOTALMENTE AFASTADA DA LÂMINA PARA AUXILIAR NO PROCESSO CICATRIZAÇÃO E EVITAR A FORMAÇÃO DE GRANULOMA E RECIDIVA.

GRANULOMA

Refere-se à lesão vegetante que ocorre como resultado da proliferação de vasos sanguíneos em resposta à penetração de um corpo estranho. Na lâmina ungueal, geralmente ocorre por corte inadequado.

Os granulomas variam de grau e intensidade e podem se apresentar com tamanhos e aspectos variados, como granuloma teleangectásico (sem presença de secreção purulenta), granuloma piogênico (com contaminação bacteriana e presença de secreção purulenta) e granuloma fribosado (quando as fibras colágenas já se consolidaram – esse caso só ocorre quando a lesão fica sem tratamento por longo período).

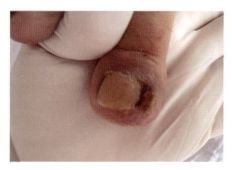

FIGURA 4. ONICOCRIPTOSE COM GRANULOMA NA REGIÃO MEDIAL DO PÉ DIREITO.

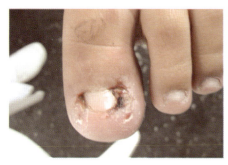

FIGURA 5. ONICOCRIPTOSE BILATERAL COM GRANULOMA NA REGIÃO LATERAL.

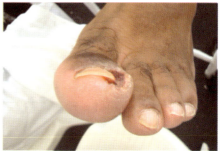

FIGURA 6. ONICOCRIPTOSE COM GRANULOMA NA REGIÃO LATERAL DO PÉ ESQUERDO.

CURATIVO COM CIMENTO CIRÚRGICO PARA ONICOCRIPTOSE COM INFECÇÃO E GRANULOMA

A sequência de fotos a seguir mostra um procedimento para tratar onicocriptose com infecção e granuloma utilizando curativo com cimento cirúrgico. A técnica pode ser associada ao uso tópico de antifúngico à base de melaleuca e própolis. Os óleos essenciais são detalhados na página 241.

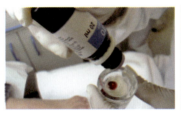

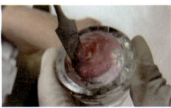

1. COLOQUE OS COMPONENTES PARA A MASSA DE CIMENTO CIRÚRGICO NO POTE DAPPEN E MISTURE COM A ESPÁTULA.

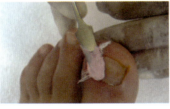

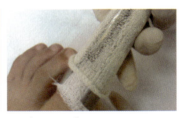

2. APLIQUE A MASSA DE CIMENTO CIRÚRGICO COM FIAPOS DE GAZE NA PREGA UNGUEAL.

3. APÓS A APLICAÇÃO DO CIMENTO, CUBRA A LESÃO EM COMPRESSA E OCLUA COM MALHA TUBULAR.

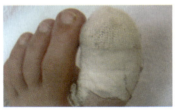

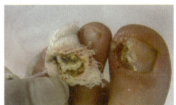

4. SOLICITE O RETORNO DO CLIENTE COM O CURATIVO SEM MOLHAR POR 48 HORAS.

5. RETIRE O CURATIVO.

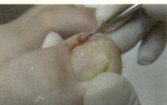

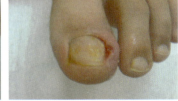

6. APÓS A RETIRADA DO CURATIVO, PERCEBE-SE A ABERTURA DA PREGA PERIUNGUEAL, E É IMPORTANTE RESSALTAR QUE A LÂMINA NÃO DEVE ENCOSTAR NA LESÃO. O CIMENTO CIRÚRGICO É EFICAZ COMO UM ANTI-INFLAMATÓRIO DE USO TÓPICO E NÃO SUBSTITUI O PROCEDIMENTO NA ESPÍCULA UNGUEAL.

É importante lembrar que, na maioria dos casos de onicocriptose e granuloma, o podólogo atua no "escuro", ou seja, apenas com o toque do bisturi em contato com a lâmina ungueal, especificamente na espícula.

ONICOMICOSE

Em 1992, um artigo da revista *New Scientist* relatou a descoberta de uma múmia nos Alpes, retirada do gelo um ano antes. O homem, morto há mais de cinco mil anos, usava feno dentro das botas como isolante térmico. No feno, cientistas da Universidade Innsbruk encontraram fungos microscópicos, os mais antigos já registrados até então. Essa descoberta demonstra a resistência dos micro-organismos mesmo em climas de baixa temperatura e após muitos anos de inatividade.

A onicomicose é uma infecção causada por fungos que pode atingir as unhas e o leito ungueal. As unhas mais comumente afetadas são as dos pés, com predominância no hálux, pois o uso de calçados acaba criando um ambiente úmido, escuro e aquecido muito propício para o crescimento desses fungos, os quais se alimentam da queratina que forma as unhas.

Em geral, o desenvolvimento da onicomicose é lento. As fontes de infecção podem ser o solo, o contato com animais, piscinas, praias, banheiros comunitários ou ainda por contato com pessoas, alicates ou tesouras contaminados. Essas infecções costumam ocorrer com maior frequência em locais de clima tropical ou subtropical.

As infecções fúngicas das unhas são causadas por três principais grupos de fungos. O mais comum é o grupo do dermatófitos, cuja infecção em geral envolve as áreas de pele adjacentes; mas outros tipos de fungos não dermatófitos e leveduras também podem causar onicomicose. Também é comum que uma lesão apresente mais de um tipo de fungo ou uma coparticipação entre fungos e bactérias em uma mesma lâmina ungueal.

Para fazer um diagnóstico correto, é necessário que um médico solicite um exame micológico direto e uma cultura do raspado da lesão, sendo que o resultado desse último tipo é mais preciso. Ao podólogo cabe proceder à profilaxia da área afetada, orientar sobre os cuidados com a patologia e encaminhar ao médico.

MANIFESTAÇÕES CLÍNICAS

Existem várias formas de manifestação das onicomicoses. Os tipos mais frequentes são:

* **Descolamento da borda livre:** ocorre quando a unha se solta do leito ungueal, geralmente iniciando pelas bordas, o que facilita o acúmulo de maceração no espaço descolado. É a forma mais frequente de manifestação.

* **Estrias longitudinais:** as unhas passam a apresentar estrias longitudinais, as quais, na maioria das vezes, chegam até a matriz ungueal.

* **Espessamento:** as unhas tornam-se endurecidas e grossas. Essa forma pode ser acompanhada de dor e levar à deformidade conhecida como "unha em telha". A dor geralmente ocorre nas bordas laterais, por causa da curvatura gerada e por sua altura, pois é com a pressão do calçado que o incômodo aparece.

* **Alteração de cor:** no quadro de onicomicose, é comum a lâmina apresentar alteração de cor, que pode ser preta, marrom, verde-escura, amarela ou castanha.

* **Destruição ou deformidades:** a unha fica frágil, quebradiça e muitas vezes deformada em virtude de rupturas nas porções anteriores.

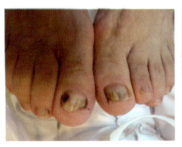 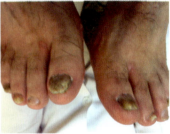

FIGURAS 7 A, B. DUAS MANIFESTAÇÕES DE ONICOMICOSE COM ALTERAÇÕES DE ESPESSURA E COLORAÇÃO.

OBSERVAÇÃO

Todos esses aspectos podem se combinar de maneiras diferentes para formar o quadro clínico da onicomicose.

LEUCONÍQUIA

A leuconíquia se apresenta de três formas. A primeira é a leuconíquia verdadeira, na qual a placa ungueal se apresenta com uma cor branco-leitosa e uma multiplicidade de padrões ou então totalmente esbranquiçada. Esse tipo é atribuído a traumas, mas pode ocorrer também por patologia ou reação medicamentosa. Ao final do tratamento, a unha volta a crescer normalmente.

Na leuconíquia aparente, a coloração é branca, alterada por mudança de vascularização do leito ungueal, bilateral e simétrica, consistindo em palidez opaca. A causa mais comum são pequenos traumas de calçados na matriz ungueal.

Já a pseudoleuconíquia é uma patologia externa à matriz ungueal que afeta a substância da placa ungueal, e as causas mais comuns são infecções fúngicas e uso de esmalte de unha, que podem gerar ressecamento, tornando-a quebradiças e esbranquiçada. O quadro é revertido após a retirada da causa predisponente e a deslaminação de sua camada superficial.

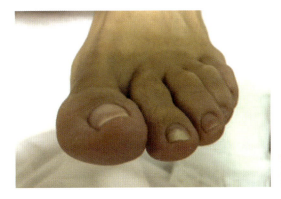

FIGURA 8. LEUCONÍQUIA POR TRAUMA NO SEGUNDO DEDO.

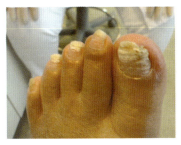
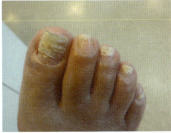

FIGURAS 9 A, B. LEUCONÍQUIA MEDICAMENTOSA AGRAVADA POR USO EXCESSIVO DE PRODUTOS QUÍMICOS.

Patologias ungueais

ONICÓLISE

A onicólise ocorre quando há um descolamento da lâmina do leito ungueal, e as causas mais comuns são por atrito ou microtraumas.

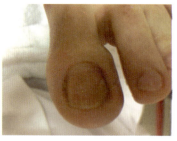 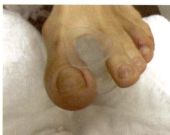

FIGURAS 10 A, B. ONICÓLISE LATERAL PROVOCADA POR PRESSÃO DO HÁLUX EM VALGO COM O SEGUNDO DEDO. APÓS O PROCEDIMENTO PODOLÓGICO, FOI ORIENTADO O USO DE UM SEPARADOR DE HÁLUX VALGO.

PARONÍQUIA

A paroníquia caracteriza-se por casos em que as pregas periungueais ficam inflamadas, edemaciadas, eritematosas e doloridas, e a unha cresce ondulada, sofrendo alterações na superfície. Pode ser causada por uma série de fatores, como a retirada excessiva do epôniquio.

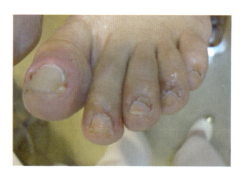

FIGURA 11. PARONÍQUIA EM TODOS OS DEDOS PROVOCADA POR RETIRADA DE EPONÍQUIO EM EXCESSO.

POLINÍQUIA

Patologia que tem como característica o crescimento de mais de uma unha em um só dedo. Ocorre por alteração genética e geralmente não há relato de dor.

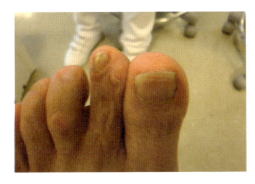

FIGURA 12. POLINÍQUIA NO SEGUNDO DEDO.

ONICOGRIFOSE

A onicogrifose é uma distrofia adquirida, comumente encontrada em idosos que possuem dificuldade de higiene e, em muitos casos, sofrem do abandono da família. No entanto, os traumatismos e outras alterações da biomecânica do pé também podem desencadeá-la em pessoas de meia-idade. Até poucos anos atrás a onicogrifose era considerada um sintoma de demência.

Essa patologia aparece com maior frequência no hálux, mas também pode acometer todas as lâminas, e inicia-se com um leve aumento de espessura, que vai evoluindo com o passar do tempo. A lâmina ungueal apresenta coloração amarelada e deformação. O traumatismo é agravado pelo calçado, e, à medida que a lâmina se torna mais espessa, a lesão torna-se gradualmente mais grave, em decorrência do atrito constante. Uma hipertrofia ungueal implica um espessamento e aumento significativo da elevação da unha, enquanto a onicogrifose indica também uma curvatura acentuada (unha em garra e em forma de corno). O procedimento podológico consiste na deslaminação mecânica da lâmina ungueal com uso de fresas para eliminar a espessura excessiva.

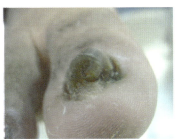 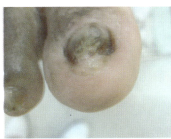

FIGURAS 13 A, B. ONICOGRIFOSE ANTES E DEPOIS DO PROCEDIMENTO PODOLÓGICO.

Patologias ungueais

TRAUMAS

Quando a lâmina ungueal sofre algum trauma, é comum aparecer um hematoma, ocorrer o descolamento da lâmina e, às vezes, haver uma inflamação no local. Dependendo da intensidade do trauma, a lesão pode ser passageira e a lâmina volta a crescer normalmente. Se o trauma for intenso, porém, a lesão pode ser definitiva, principalmente quando ocorrer alteração na matriz ungueal, o que modifica definitivamente seu aspecto e seu formato. Nesse caso, as tentativas de correção são ineficientes, e pode-se confundir o problema com uma onicomicose.

A sequência a seguir apresenta um trauma ocorrido em atividade física na esteira. Além da podoprofilaxia, foi realizado o corte da fratura da lâmina ungueal provocada pelo trauma para não deixar espícula e não ocasionar uma onicocriptose.

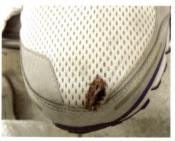 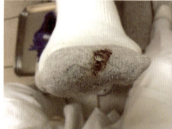

FIGURAS 14 A, B. ROMPIMENTO DO TÊNIS E DA MEIA PROVOCADO POR TRAUMA UNGUEAL.

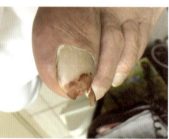 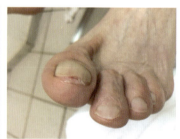

FIGURA 14 C. DESPRENDIMENTO DA LÂMINA, QUE FICOU ADERIDA PARCIALMENTE PELA QUERATOSE DO LEITO UNGUEAL.

FIGURA 14 D. LÂMINA APÓS O PROCEDIMENTO PODOLÓGICO EXECUTADO LOGO APÓS A OCORRÊNCIA DO TRAUMA.

HEMATOMA SUBUNGUEAL

Ocorre em consequência de atritos e traumas causados por calçados inadequados, principalmente durante a prática de atividades físicas, como corridas ou caminhadas, práticas esportivas e também acidentes domésticos. Quanto à coloração, o hematoma varia do vermelho intenso ao enegrecido, passando pela cor intermediária, que é o azulado. Quando a lesão se torna negra, indica que o sangue está coagulado. A dor é intensa quando o aspecto é vermelho-vivo, logo após o trauma; torna-se moderada na fase azulada e inexistente na fase enegrecida.

Geralmente, a coagulação do sangue ocorre de três a cinco dias após o trauma, e a drenagem, feita com fresa microesférica, pode ser efetuada enquanto o sangue ainda está líquido. Ao efetuar a drenagem, a dor alivia imediatamente. Na avaliação, é importante pesquisar o histórico, pois a lesão pode ser confundida com um melanoma subungueal.

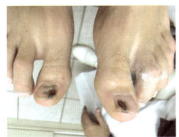
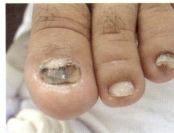

FIGURA 15. HEMATOMA PROVOCADO PELA PRÁTICA DE FUTEBOL.

FIGURA 16. HEMATOMA CAUSADO POR TRAUMA.

PSORÍASE UNGUEAL

Alterações ungueais psoriáticas somente são encontradas em clientes portadores de psoríase. As características das lâminas ungueais nesses casos são: depressão puntiforme, onicólise, hiperceratose subungueal, placa ungueal distrófica, pontos hemorrágicos, paroníquia crônica e coloração que varia entre o amarelo e o marrom. As estruturas epidérmicas do leito ungueal também são afetadas pela psoríase, provocando a erosão ungueal, que causa a destruição da unha no sentido da borda para a matriz, diminuindo a extensão do leito ungueal.

É importante realizar uma boa avaliação para não confundir essa patologia com a onicomicose, pois o quadro clínico pode ser muito parecido. Após o procedimento podológico, não é recomendável a aplicação da órtese de resina acrílica, pois pode gerar o aparecimento de pontos de secreção purulenta, característica da patologia.

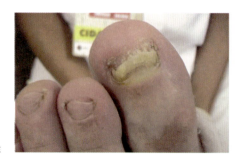

FIGURA 17. PSORÍASE UNGUEAL COM APARÊNCIA DE ONICOMICOSE

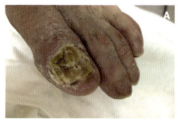
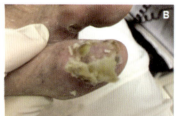
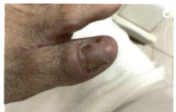

FIGURAS 18 A, B, C. CASO DE PSORÍASE UNGUEAL PUSTULOSA ANTES, DURANTE E APÓS O PROCEDIMENTO PODOLÓGICO.

PTERÍGIO UNGUEAL

Consiste em uma onicopatia caracterizada por destruição da matriz ou da lâmina ungueal, formando uma cicatriz fibrosa que une a dobra ungueal próxima ao leito, impedindo o crescimento da lâmina na área cicatricial.

O pterígio ungueal pode ser congênito ou adquirido e geralmente está associado ao líquen plano (doença que afeta as mucosas e a pele). Pode ser dorsal ou ventral. O pterígio ventral apresenta um crescimento do leito ungueal que adere à placa ventral da lâmina, acompanhando seu crescimento. O pterígio dorsal ocorre em função da destruição definitiva de parte da matriz ungueal, que pode ser decorrente de um processo inflamatório causado, por exemplo, por paroníquia crônica ou trauma.

O procedimento podológico no pterígio dorsal consiste em cortar a lâmina ungueal, tomando cuidado com a fissura que a patologia provoca na placa ungueal, e realizar um lixamento cuidadoso, com lixa de gramatura fina, para evitar o espessamento da lesão fibrosa na região proximal da matriz ungueal, dando também um acabamento estético. No caso do pterígio ventral, o cuidado com o corte da lâmina é de extrema importância, pois a borda livre da unha é praticamente inexistente e o leito ungueal cresce acompanhando o crescimento da lâmina – qualquer descuido durante o procedimento pode ocasionar lesão ou sangramentos desnecessários.

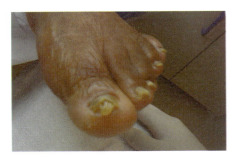

FIGURA 19. PTERÍGIO VENTRAL.

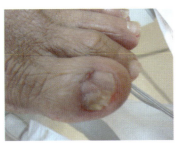
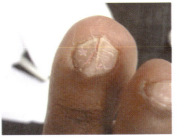

FIGURA 20. DOIS CASOS DE PTERÍGIO DORSAL.

ECZEMA UNGUEAL

A dermatite eczematosa dos pés geralmente está relacionada ao uso de cosméticos e de materiais com os quais são fabricados os calçados e as meias. Com a evolução do quadro, pode haver comprometimento de outras áreas, principalmente nos casos de longa duração ou resultantes de tratamento longo e inadequado. O quadro clínico pode, ainda, ser complicado por infecção secundária e pode ocorrer tanto na fase aguda quanto na crônica.

É comum ocorrer o comprometimento das unhas, pois o eczema de contato altera o metabolismo da matriz ungueal, tornando as unhas escuras, espessas, com fissuras longitudinais, ressecadas, descoladas e endurecidas. O aspecto clínico pode ser confundido com onicomicose, portanto, é necessário realizar uma análise minuciosa.

É importante ressaltar que quem faz o diagnóstico e o tratamento de uma dermatite eczematosa é o médico dermatologista; portanto, o podólogo só atua na podoprofilaxia após a intervenção médica.

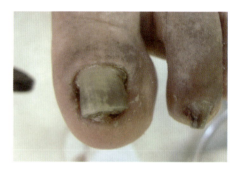

FIGURA 21. ECZEMA UNGUEAL. GERALMENTE O QUADRO REGRIDE APENAS COM A RETIRADA DO AGENTE CAUSADOR.

TUMORES NA UNHA

Os tumores que surgem nas lâminas ungueais podem ser de vários tipos e apresentar diferentes aspectos. É importante que o podólogo saiba detectá-los; porém, todos os casos de tumores nessa região devem ser encaminhados ao médico especialista. O podólogo deve cuidar das afecções cutâneas superficiais.

* **Fibroma ungueal:** ocorre como tumoração benigna do tecido conjuntivo. É nodular, apresenta consistência firme e coloração semelhante à da pele. Pode aparecer em qualquer região do aparelho ungueal e sua denominação muda de acordo a área em que está localizada a patologia (por exemplo, fibroma ungueal, fibroma plantar, etc.).

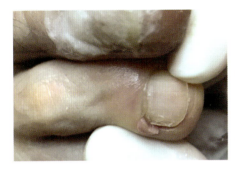

FIGURA 22. FIBROMA UNGUEAL NA REGIÃO DO EPONÍQUIO DO SEGUNDO DEDO. A LESÃO PODE SER CONFUNDIDA COM EXCESSO DE EPONÍQUIO E O PROCEDIMENTO DEVE SER CUIDADOSO PARA NÃO FERIR A LESÃO. POR TRATAR-SE DE TECIDO FIBROSADO, QUALQUER MOVIMENTO MAIS INVASIVO PODE PROVOCAR SANGRAMENTOS.

* **Tumor glômico:** pode ocorrer em qualquer localização da lâmina ungueal, sendo mais comum sob a unha. Apresenta-se como uma lesão única, nodular, vermelho-azulada, com dor intensa sob pressão.

* **Melanoníquia:** refere-se ao aparecimento de estrias longitudinais com excesso de pigmentação na lâmina ungueal. Pode ocorrer pela presença de melanócitos ativos na matriz da unha. Nas pessoas de pele clara é uma condição rara, porém, quando ocorre, deve ser considerada a possibilidade de nevo juncional em atividade ou de melanoma. Se a pigmentação se acentua e há a elevação da lâmina ungueal, deve-se encaminhar rapidamente o cliente ao especialista.

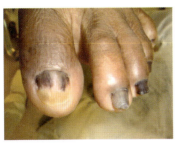

FIGURA 23. MELANONÍQUIA EM TODAS AS LÂMINAS UNGUEAIS.

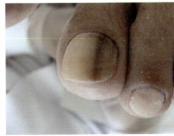

FIGURA 24. MELANONÍQUIA NO HÁLUX. OBSERVE QUE A MANCHA ESTÁ SE ESPALHANDO PARA OS TECIDOS ADJACENTES, O QUE É UM SINAL DE ALERTA, SENDO NECESSÁRIO FAZER O ENCAMINHAMENTO AO MÉDICO.

* **Exostose subungueal:** caracteriza-se por uma excrescência óssea da falange distal, particularmente do hálux. Produz elevação e deformidade da lâmina ungueal e é extremamente doloroso. A constatação é feita por exame de imagem.

* **Outros tumores:** diversos outros tumores, como carcinoma espinocelular ou basocelular e condromas, podem ter localização periungueal, subungueal e nos tecidos adjacentes, assumindo diversos aspectos. Um carcinoma espinocelular localizado nas pregas periungueias, por exemplo, pode ter aspectos semelhantes a uma verruga periungueal, por isso deve haver uma atenção especial do profissional no momento de avaliar.

VERRUGAS VIRAIS

As verrugas virais são proliferações epiteliais benignas provocadas por um vírus do grupo papova, o vírus de papiloma humano (HPV). Surgem no epitélio que recobre a epiderme e também nas mucosas em qualquer parte do corpo, sendo mais comum nas extremidades. Ocorrem em qualquer idade e são contagiosas. O contágio pode ser interpessoal ou por meio de objetos e ambientes contaminados, principalmente praias, piscinas, banheiros públicos, etc.

Depois de penetrar na pele, o vírus parasita a célula da camada espinhosa, podendo permanecer incubado por tempo indeterminado. Uma vez em atividade, o RNA viral induz a célula espinhosa a produzir seus próprios elementos, acelerando o metabolismo celular. Esse processo gera a formação da papilomatose, que é a ascensão das papilas dérmicas para dentro da epiderme, mantendo a camada basal intacta e provocando a superficialização dos vasos dérmicos. As extremidades desses vasos muitas vezes podem ser visualizadas na forma de um pontilhado vermelho, quando íntegros, e de um pontilhado preto, quando trombosados. Acompanhando a papilomatose há com frequência a acantose, que consiste no desenvolvimento da camada espinhosa para o interior da derme, também com preservação da integridade da camada basal. A quantidade das células acumuladas dentro da epiderme vai aumentando e elas acabam aflorando para a superfície do corpo, formando a verruga.

Alguns autores afirmam que as verrugas podem ser importantes para a consolidação do sistema imunológico, pois estimulam a formação do seu sistema de defesa. É possível afirmar que a grande maioria dos adultos já contraiu o vírus causador das verrugas, porém é mais comum se manifestar em crianças, que ainda não têm o sistema imunológico consolidado, ou então em casos de estresse, de doenças imunossupressoras e em tratamentos medicamentosos que diminuem a defesa do organismo e possibilitam que o indivíduo se torne suscetível ao vírus.

Existem vários tipos de verrugas virais, que são classificados de acordo com sua forma e localização no corpo. São eles:

* **Verruga vulgar:** surge em qualquer área da pele, porém é mais comum no dorso das mãos e nos dedos.
* **Verruga plana:** manifesta-se em grande número, geralmente formando extensas placas. São mais comuns na face e no dorso das mãos.
* **Verruga filiforme:** de consistência mole, é mais comum em regiões da pele em que não há espessamento da camada córnea, como nas pálpebras, nas axilas e no pescoço.
* **Condiloma acuminado:** é o tipo mais contagioso e ocorre em áreas úmidas do corpo, nas mucosas das áreas genitais e também nas regiões perianais. É considerada uma doença sexualmente transmissível.
* **Verruga periungueal:** forma-se ao redor das unhas, normalmente com o formato de placas. Pode atingir toda a extensão das pregas peri e supraungueal. São as mais resistentes ao tratamento.

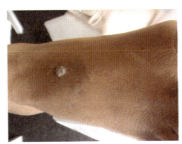
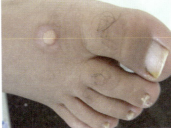

FIGURA 25. CASOS DE VERRUGA VULGAR NO DORSO DO PÉ.

Todos esses tipos de verruga devem ser tratados pelo médico dermatologista. As únicas cuja forma de tratamento é de competência do podólogo são as verrugas presentes na região plantar dos pés.

VERRUGAS PLANTARES E ATUAÇÃO DO PODÓLOGO

Como o nome já diz, são verrugas encontradas na planta do pé e, por causa da pressão exercida pelo peso do corpo, inserem-se para dentro da pele, o que determina sua pouca saliência na superfície cutânea. No entanto, embora se aprofundem na pele, não atingem a camada dérmica.

Sua localização plantar também determina a quantidade de queratina que envolve a verruga. Em local de pouco atrito, é comum apresentar o formato de um anel queratósico, que muitas vezes leva o nome popular de "olho de peixe". Em regiões de maior atrito, essa quantidade de queratose aumenta, chegando a envolver toda a verruga plantar, o que a torna extremamente dolorosa, somente sendo possível definir o diagnóstico após o desbaste do excesso da queratose.

Nos grandes centros urbanos, o maior índice de contaminação ocorre em vestiários e piscinas coletivas, em virtude das saliências de pisos ásperos e úmidos. O contágio se dá pela circulação de pessoas infectadas transitando descalças nesses locais, propiciando a disseminação do vírus. Esse tipo de verruga é mais comum em crianças e adolescentes, que são os que mais transitam descalços. É importante que o podólogo oriente os clientes e os pais (no caso de crianças e adolescentes) a evitarem a manipulação das verrugas com as mãos, impedindo assim a contaminação de outras partes do corpo, pois são altamente transmissíveis.

CARACTERÍSTICAS QUE FACILITAM O RECONHECIMENTO DA VERRUGA PLANTAR

Na maioria dos casos, essas verrugas apresentam-se na forma de lesões circulares com anel de queratose, bordas regulares e definidas, superfície irregular entremeada de pontilhados, que são vasos capilares com tonalidades de vermelho quando íntegros e preto quando trombosados. A queratina que forma a verruga plantar tem consistência emborrachada e úmida, e desvia as linhas digitais da pele. Ela torna-se mais dolorosa quando está localizada em articulações ou em regiões em que o atrito é maior, facilitando o acúmulo de queratina.

MÉTODOS DE TRATAMENTO

Por tratar-se de um vírus, não existe medicamento capaz de combatê-lo. Seu tratamento se faz mediante a destruição das células parasitadas pelo vírus, com a utilização de várias técnicas, como:

* indução psicossomática (simpatia);
* aplicação de tintura de tuia (fitoterápico);
* eletrocauterização (bisturi elétrico);
* criocauterização (nitrogênio líquido);
* cauterização a *laser*;
* cauterização química (ácidos e cáusticos).

A CONDUTA PODOLÓGICA NA CAUTERIZAÇÃO QUÍMICA DE VERRUGA PLANTAR

O podólogo tem competência para tratar as verrugas plantares utilizando a técnica de cauterização química. O ácido indicado para esse tipo de cauterização é o ácido nítrico fumegante 100%.

O procedimento consiste em desbastar o anel de queratina que circunda a verruga plantar utilizando uma lâmina descartável nº 20. Em seguida, deve-se isolar a pele íntegra com vaselina ou esparadrapo e aplicar o ácido com um microcapilar de vidro sobre a área contaminada. Depois que o ácido for absorvido, deve-se ocluir o local com esparadrapo. É recomendável reaplicar o ácido a cada sete dias até o reaparecimento das linhas digitais, o que indica o final do tratamento.

O tempo de tratamento não é predeterminado, pois cada caso varia de acordo com a profundidade, a localização, o formato e o tamanho da lesão. A cauterização química é um sistema mais lento de tratamento, porém é o mais indicado, pois não deixa cicatriz na região plantar.

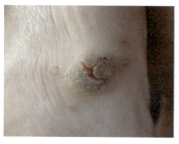 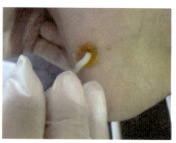

FIGURA 26. VERRUGA PLANTAR COM FISSURA E SINAIS DE CONTAMINAÇÃO, O QUE FACILITA A PROLIFERAÇÃO E A FORMAÇÃO DE PLACA VERRUCOSA, EVIDENCIADA PELAS LESÕES SATÉLITES.

FIGURA 27. CAUTERIZAÇÃO DE VERRUGA PLANTAR COM ÁCIDO NÍTRICO FUMEGANTE.

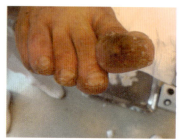 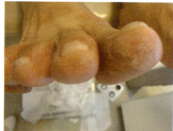

FIGURA 28. PLACA VERRUCOSA NAS EXTREMIDADES DE TODOS OS DEDOS. AS FOTOS MOSTRAM A LESÃO ANTES E DURANTE O TRATAMENTO REALIZADO COM O MÉTODO DE SOLUÇÃO CÁUSTICA PRESCRITO PELO MÉDICO DERMATOLOGISTA, POR MEIO DE FÓRMULA FEITA COM UREIA, ÁCIDO SALICÍLICO E *COLD CREAM*. A MELHORA SIGNIFICATIVA OCORREU APÓS QUATRO SEMANAS DE TRATAMENTO E APLICAÇÃO DA FÓRMULA.

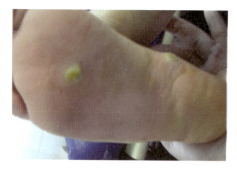

FIGURA 29. VERRUGA PLANTAR TOTALMENTE ENCOBERTA POR PLACA DE QUERATOSE.

PARASITOSES

As parasitoses cutâneas são patologias que acometem a população do Brasil há centenas de anos, e continuam presentes na atualidade, principalmente em comunidades carentes e às vezes distantes dos centros urbanos.

Muitas vezes, as pessoas ainda tratam essas parasitoses do modo aprendido antigamente e passado de geração para geração; porém, o ideal é sempre procurar um profissional para tratar e orientar quanto aos cuidados após a contaminação, uma vez que a intervenção sem o conhecimento necessário e sem a conduta apropriada pode disseminar a lesão, provocando infecções secundárias.

TUNGA PENETRANS

O chamado bicho-de-pé[1] é a fêmea de uma pulga (*Tunga penetrans*) que mede aproximadamente 1 milímetro, mais comumente encontrada em terrenos arenosos com sombra e preferencialmente em locais úmidos. Esses insetos são comuns, por exemplo, em locais em que há criações de porcos (chiqueiros), muitos dos quais são montados em beiras de rios e riachos, e os dejetos contaminados desses animais são despejados nas águas, desembocando no mar.

A pulga, depois de fertilizada, penetra na pele do pé humano, invadindo o tecido subcutâneo e formando um cisto. Assim que sua "barriga" começa a se desenvolver, ela atinge um tamanho que vai de 0,5 a 1 centímetro de diâmetro em média, acomodando cerca de cem ovos. A lesão causada possui como característica uma borda arredondada, aderida na pele, formando um anel com excesso de queratina de tom amarelado e consistência dura, com uma bolsa central esbranquiçada e macia e um pequeno ponto de cor preta no centro da lesão.

Essa lesão é mais comum nos dedos dos pés, nas bordas livres das unhas e na região plantar, sendo menos comum na região do dorso dos pés. Provoca prurido intenso e sensação dolorosa conforme vai se desenvolvendo.

O procedimento podológico consiste em, inicialmente, diagnosticar a lesão e fazer a assepsia do local com soro fisiológico para diminuir o risco de complicações decorrentes e para facilitar a cicatrização. Em seguida, remove-se a bolsa que contém o inse-

[1] Em algumas regiões do Brasil podemos encontrar nomes diferentes para o bicho-de-pé, como "zunga", "tunga", "chique-chique", "pulga-da-areia", "jatecubá", "espinho-de-bananeira" e "bicho-de-porco".

to. Nesse momento é importante retirar todos os ovos sem ferir a pele adjacente, para evitar que eles se espalhem e gerem um novo processo de contaminação. Por fim, deve-se orientar o cliente a evitar andar por locais possivelmente contaminados sem as devidas precauções, que são, por exemplo, usar calçados fechados e manter o local da lesão limpo e desinfetado.

A sequência a seguir demonstra algumas etapas do procedimento de retirada da *tunga penetrans*:

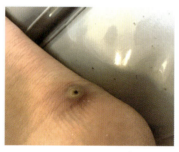

1. *TUNGA PENETRANS* (BICHO-DE-PÉ) PRESENTE NA REGIÃO POSTERIOR DO CALCÂNEO DO CLIENTE.

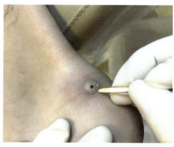

2. COM O BISTURI NUCLEAR MÉDIO, CORTA-SE A PELE QUERATINIZADA QUE CIRCUNDA A CÁPSULA COM OS OVOS.

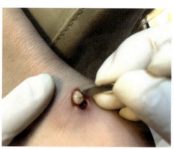

3. O CORTE DA PELE QUE ENVOLVE A CÁPSULA DEVE SER CUIDADOSO PARA NÃO ROMPER A BOLSA E ESPALHAR OS OVOS, EVITANDO A CONTAMINAÇÃO SECUNDÁRIA.

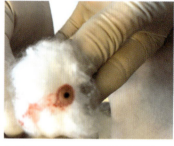

4. CÁPSULA DE OVOS DA TUNGA RETIRADA INTACTA.

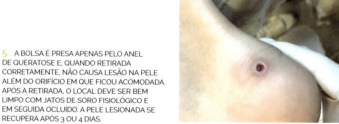

5. A BOLSA É PRESA APENAS PELO ANEL DE QUERATOSE E, QUANDO RETIRADA CORRETAMENTE, NÃO CAUSA LESÃO NA PELE ALÉM DO ORIFÍCIO EM QUE FICOU ACOMODADA. APÓS A RETIRADA, O LOCAL DEVE SER BEM LIMPO COM JATOS DE SORO FISIOLÓGICO E EM SEGUIDA OCLUÍDO. A PELE LESIONADA SE RECUPERA APÓS 3 OU 4 DIAS.

LARVA MIGRANS CUTÂNEA (BICHO-GEOGRÁFICO)

Como o próprio nome já diz, a *larva migrans* cutânea ou bicho-geográfico é uma larva que vai migrando pelo corpo de um hospedeiro intermediário, pois ela só se torna adulta no intestino de cães e gatos (por isso, é importante que esses animais tomem vermífugo desde as primeiras semanas de vida). Quando atinge os humanos, a larva invade apenas a pele, provocando erupções mais comuns nos pés, nas pernas e nas nádegas. O contágio se dá por meio de contato com os ovos em solo que foi contaminado pelas fezes dos animais.

Dentro do corpo humano, o período de incubação da *larva migrans* cutânea varia de algumas semanas até meses após a contaminação. O principal sintoma é a irritação da pele, a partir da qual vão se formando túneis subcutâneos bem visíveis que geralmente evoluem de 1 a 2 centímetros por dia, formando diferentes desenhos – por isso o parasita recebe seu nome popular, "bicho-geográfico".

O controle e o tratamento da lesão são realizados por meio de medicamentos prescritos por um dermatologista; porém, se a lesão ocorrer nos pés, após a cicatrização, o podólogo também deve realizar um desbaste para eliminar as crostas provenientes da irritação cutânea.

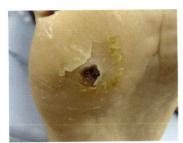 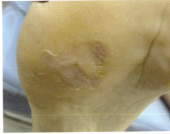

FIGURAS 30 A, B. LESÃO CAUSADA POR *LARVA MIGRANS* CUTÂNEA APÓS O TRATAMENTO MÉDICO, COM TECIDOS CICATRIZADOS E FORMAÇÃO DE CROSTAS. A SEQUÊNCIA RETRATA O ANTES E O DEPOIS DO PROCEDIMENTO PODOLÓGICO.

MIÍASE

Hoje em dia, há mais de dez variedades de moscas que, se não houver o devido cuidado, podem depositar seus ovos na pele humana. As larvas geradas por esses ovos se alimentam de tecidos vivos da pele, compondo a chamada miíase primária (conhecida popularmente como "berne"), ou de tecidos necrosados, quando evoluem para a miíase secundária – são as chamadas "bicheiras".

No caso do berne, a larva abre um orifício de entrada na pele e se aloja no local, provocando um pequeno tumor com secreção purulenta e causando uma dor latente, bem como prurido intenso e até febre. Nesse caso, pode assemelhar-se a um furúnculo. As bicheiras costumam penetrar em feridas nos tecidos subcutâneos de qualquer região do corpo, porém são mais comuns nas pernas e no dorso dos pés, e agravam as feridas rapidamente.

As regiões rurais são as áreas mais propícias para o contágio por esses parasitas. Quando detectar a contaminação, o podólogo deve orientar o cliente a procurar um médico, pois a lesão pode evoluir e causar infecção secundária.

7
capítulo

Pé diabético*

RELATO HISTÓRICO SOBRE A DIABETES

Um dos primeiros médicos a citar os sintomas da diabetes foi o indiano Txaraca Samita, em aproximadamente 1000 a.C., quando mencionou uma sensação de doçura na boca e de queimação nas mãos e nos pés, assim como a urina tão adocicada que as formigas eram atraídas. Ele afirmava que esse mal era incurável (provavelmente se tratava de uma diabetes tipo I).

No Brasil, o primeiro relato de um provável tratamento diabético, descrito por Padre Anchieta, falava de um enfermo acima do peso e idoso para a época, que se curou dos sintomas descritos por ele como "inchaço, feridas nos membros inferiores e sem controle das águas das partes baixas". Segundo o quadro clínico mencionado nos escritos de Anchieta, é provável que se tratasse de uma diabetes tipo II. De início, foi indicado o tratamento com repouso para acalmar o edema, proteção para as feridas, alimentação à base de folhas e verduras da terra – citando entre elas as folhas de mostarda –, peixes e frutos. Quando o paciente começou e se restabelecer, Anchieta recomendou muito trabalho (exercício). Segundo o relato, o tratamento foi, assim, realizado com sucesso. O paciente em questão tratava-se do Padre Manuel da Nóbrega, que, após o tratamento administrado por Anchieta, reclamou somente da falta de controle das "águas de baixo", que não regrediu.

---

* Este capítulo contou com a colaboração de Andreza Zandoná Candenassi Marques.

Nota-se, portanto, que a diabetes é uma patologia que vem acometendo os indivíduos desde muitos séculos atrás. Em 1921, na Universidade de Toronto, Canadá, ocorreu a descoberta da insulina por Frederick Banting e sua equipe, a partir da qual os estudos e o tratamento da diabetes puderam se desenvolver e salvar a vida de muitas pessoas até os dias atuais.

Apesar da possibilidade de controlar a doença com esse tratamento, dados afirmam que o número de diabéticos quadruplicou desde 1980:[1] uma pesquisa divulgada em abril de 2016 revelou que o número de diabéticos no mundo já chega a 422 milhões. Apenas no Brasil já são 16 milhões, e 72 mil pessoas por ano morrem em decorrência da doença.[2] Entre as causas desse aumento desenfreado estão o excesso de peso, que afeta 54% dos brasileiros; a obesidade, 20%; e a inatividade física, 26%. Analisando o modo de vida da população, percebemos que esses dados alarmantes só tendem a aumentar. Segundo a Organização Mundial da Saúde (OMS), quinhentos novos casos são diagnosticados todos os dias no Brasil, e a prospecção para 2040 é que a diabetes atinja 23,3% da população mundial.[3]

Para reduzir o impacto das complicações da doença na qualidade de vida das pessoas, e para prolongar sua vida de forma que possam permanecer mais saudáveis e participativas na sociedade, deve-se sempre orientar o portador da diabetes ou seus familiares acerca do acompanhamento adequado. Os danos causados pela doença, se não controlada, são muitos e, no que diz respeito à atuação do podólogo, exigem uma série de cuidados específicos. Complicações com os pés de pacientes diabéticos constituem a razão mais comum de hospitalizações prolongadas e onerosas no Brasil.

FISIOPATOLOGIA DA DIABETES MELLITUS

A diabetes é uma doença caracterizada pela alteração do metabolismo dos carboidratos, dos lipídios e das proteínas no organismo associada à secreção deficiente do hormônio insulina, que

---

[1] Cf. "OMS: número de adultos com diabetes quadruplicou desde 1980". Agência Brasil, 6 abr. 2016. Disponível em http://agenciabrasil.ebc.com.br/internacional/noticia/2016-04/oms-numero-de-adultos-com-diabetes-quadruplicou-desde-1980. Acesso em 3/3/2017.

[2] Cf. "OMS diz que mais de 16 milhões de brasileiros sofrem de diabetes". Agência Brasil, 6 abr. 2016. Disponível em http://agenciabrasil.ebc.com.br/geral/noticia/2016-04/oms-diz-que-mais-de-16-milhoes-de-brasileiros-sofrem-de-diabetes. Acesso em 3/3/2017.

[3] Cf. "Números do diabetes no Brasil e no mundo". Disponível em http://www.diabeticool.com/numeros-do-diabetes/, s/d. Acesso em 10/3/2017.

dificulta a utilização da glicose e gera a hiperglicemia, ou seja, o aumento dos níveis de glicose no sangue.

As formas mais comuns da diabetes são causadas por distúrbios no sistema de sinalização das células produtoras de insulina. Porém, a doença também pode ser resultado secundário de outras afecções, como da pancreatite, do aparecimento de tumores, de endocrinopatias e até de excisão cirúrgica.

METABOLISMO DA INSULINA

O pâncreas, órgão localizado próximo ao estômago, realiza funções dos sistemas endócrino e digestório, sendo, portanto, considerado um órgão "misto" ou uma glândula "mista". No processo da digestão, sua função é produzir enzimas digestivas – o chamado "suco pancreático" –, que, por meio de um ducto, desemboca no duodeno para auxiliar a digestão química dos alimentos. No sistema endócrino, possui a função de produzir e liberar dois hormônios importantes para o controle do nível do açúcar no sangue, denominados insulina e glucagon.

A insulina, classificada como um hormônio anabólico, aumenta a velocidade do transporte da glicose para determinadas células do corpo e, dessa forma, diminui o nível de açúcar no sangue. No tecido adiposo, a insulina auxilia na conversão de glicose em ácidos graxos (processo denominado lipogênese) e inibe a quebra de lipídios (processo denominado lipólise). No fígado, o hormônio ajuda ainda na conversão de glicose em glicogênio e reduz a formação de glicose a partir de outras fontes, como os aminoácidos.

Quando estamos em jejum, por outro lado, costuma ocorrer uma queda da glicemia, o que desencadeia o aumento dos níveis de outro hormônio no sangue, o chamado glucagon. De maneira oposta à insulina, esse hormônio gera a quebra do glicogênio em partículas menores de glicose, que são liberadas e aumentam seu nível no sangue. Esse processo ocorre principalmente no fígado.

No quadro de diabetes mellitus, ocorre uma falta de insulina ou então a insulina existente é impossibilitada de realizar suas funções, gerando, como consequência, uma série de alterações

Pé diabético

no metabolismo do corpo. Os sintomas mais comuns da diabetes mellitus são:

* **Poliúria:** a presença de grande quantidade de glicose no sangue faz com que os rins liberem mais água e eletrólitos, o que leva o indivíduo a urinar muito.

* **Polidipsia:** a alta perda de água ocasionada pela poliúria faz com que o indivíduo sinta muita sede.

* **Polifagia:** a deficiência de insulina gera uma alteração na formação e na quebra dos lipídios e proteínas, e, por essa razão, ocorre um balanço energético negativo, o que resulta no aumento de apetite.

Desânimo, fraqueza, cansaço físico, lesão nas extremidades (em especial nos pés) de difícil cicatrização, infecções frequentes (como de pele, de urina e nas genitais) e alterações visuais também são exemplos de algumas manifestações da doença.

TIPOS DE DIABETES

Há vários tipos de diabetes, mas os dois mais comuns são:

* **Diabetes tipo 1:** surge quando o organismo deixa de produzir insulina ou não produz em quantidade suficiente, portanto, o diabético necessita de injeções diárias dessa substância para regularizar o metabolismo da glicose. Alguns fatores para o seu desenvolvimento estão relacionados à predisposição genética e emocional. Esse tipo é mais frequente em pessoas com menos de 35 anos, porém pode surgir em qualquer idade.

* **Diabetes tipo 2:** pode ser causada por predisposição genética ou pode estar relacionada ao sedentarismo, à obesidade e aos maus hábitos alimentares. A incidência é maior em pessoas acima de 40 anos. Nesse caso, a insulina é produzida, porém as células musculares e adiposas desenvolvem uma resistência a absorvê-la. Outros fatores de risco para o seu desenvolvimento são hipertensão e fatores emocionais.

Embora esses dois tipos principais de diabetes tenham processos fisiopatológicos diferentes, a longo prazo as várias complicações geradas por eles são as mesmas, como afecções nos rins, nos olhos, nos vasos sanguíneos e nos nervos.

COMPLICAÇÕES DA DIABETES

* **Sistema cardiovascular:** os vasos sanguíneos de todos os calibres são afetados. A artéria aorta e as artérias de grande e médio calibre sofrem aterosclerose grave acelerada, a qual pode ser justificada por fatores como o aumento da taxa de lipídios no plasma sanguíneo e a redução de níveis de lipoproteínas de alta densidade (HDL), o que contribui para o acúmulo de gorduras nas paredes dos vasos. O diabético também apresenta maior probabilidade de acumular plaquetas, formando pequenos coágulos no interior dos vasos, o que possivelmente ocorre em virtude da diminuição do fluxo sanguíneo e da alteração na síntese de algumas substâncias, como tromboxano A^2 e prostacilcina. Do mesmo modo, a hipertensão, que também é comum nos diabéticos, torna-se um fator de risco da aterosclerose. Outra alteração comum da doença é a microangiopatia diabética, em que ocorre o espessamento das membranas basais, mais comum nos capilares da pele, em músculos estriados, na retina, nos glomérulos e na medula renal. No indivíduo diabético, os capilares sanguíneos apresentam maior permeabilidade às proteínas plasmáticas. A microangiopatia é a base do desenvolvimento da nefropatia diabética e de algumas formas de neuropatia. Com relação à vascularização, que é comprometida nos diabéticos, ocorre o endurecimento das paredes dos vasos de menor calibre, e às vezes a oclusão desses vasos, gerando uma diminuição da circulação no local, o que pode provocar isquemia ou até trombose. A angiopatia reduz o fluxo sanguíneo para os membros inferiores, causando dificuldade na marcha em decorrência da dor que a pessoa sente no membro. A evolução da doença vascular agrava o quadro, e mesmo em repouso o indivíduo apresenta dor. A progressão da doença também leva ao surgimento de ulceração ou gangrena.

* **Sistema urinário:** a insuficiência renal (neste caso, chamada de nefropatia diabética) também é uma complicação

bastante comum, sendo a segunda causa de morte pela diabetes. É ocasionada por alguns processos, como lesões nos glomérulos geradas pelo espessamento da membrana basal, por arteriolosclerose, e por pielonefrite, que é uma inflamação aguda ou crônica dos rins.

* **Sistema nervoso:** a manifestação neurológica mais frequente da diabetes consiste na neuropatia simétrica periférica dos membros inferiores, que afeta tanto a função motora quanto a sensorial. A neuropatia simétrica mais comum é a que envolve os nervos sensitivos e motores distais, diminuindo a sensibilidade nas porções distais dos membros, com anormalidades motoras menos evidentes. A ausência ou diminuição da dor pode evoluir para o aparecimento de úlceras por causa dos problemas vasculares, que causam uma morbidade significativa, bem como amputações.

* **Complicações oculares:** uma das consequências mais temidas pelo indivíduo com diabetes de longa duração é o comprometimento visual com evolução para a perda total da visão. Esse comprometimento pode assumir a forma de retinopatia, formação de catarata ou glaucoma.

* **Úlceras e amputações:** dados epidemiológicos indicam que grande parte das amputações dos membros inferiores no Brasil ocorrem em pacientes com diabetes. Em 85% dos casos, as complicações foram decorrentes de uma úlcera no pé. Muitas vezes, as úlceras são associadas a calçados inadequados e à manipulação imprópria dos pés pelo paciente ou por pessoas não habilitadas. As úlceras provenientes de doença vascular periférica constituem uma parcela menor de incidência, porém também requerem cuidados imediatos e especializados.

* **Infecções:** as demais patologias tornam o diabético mais suscetível a adquirir infecções, as quais podem ser simples e localizadas ou evoluir para casos mais graves, como celulites necrotizantes, abcessos profundos ou gangrenas. Nos pés, as origens dessas infecções podem ser traumas, úlceras e principalmente lesões interdigitais e/ou periungueais. Os sintomas e sinais da infecção são edema, secreção/pus, necrose infecciosa e gangrena úmida (infecciosa).

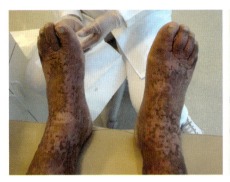 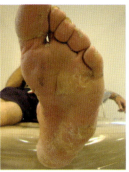

FIGURA 1. A DERMATITE É UMA INFECÇÃO DE PELE QUE, NO CASO DOS PÉS, PODE SER DECORRENTE DE VÁRIOS FATORES, COMO REAÇÃO ALÉRGICA A CALÇADOS E MEIAS DE MATERIAL SINTÉTICO, CONTATO COM PRODUTOS QUÍMICOS, REAÇÕES MEDICAMENTOSAS, ETC. NO DIABÉTICO, O QUADRO SE AGRAVA EM VIRTUDE DA INSUFICIÊNCIA CIRCULATÓRIA.

FIGURA 2. HIPERQUERATOSE ACENTUADA NOS PONTOS DE APOIO EM PACIENTE DIABÉTICO.

O PÉ DIABÉTICO E SUAS CARACTERÍSTICAS

Com base na definição dada pela Organização Mundial da Saúde, podemos dizer que o pé diabético corresponde a uma "infecção, ulceração e/ou destruição de tecidos profundos associados com anormalidades neurológicas e vários graus de doença vascular periférica no membro inferior"[4]. Esse quadro de alterações patológicas, sejam elas anatômicas ou neurológicas, também pode ocorrer em pessoas não portadoras de diabetes. Porém, como a maior incidência realmente se dá em diabéticos, o quadro ficou conhecido como "pé diabético".

As alterações constituem-se principalmente de neuropatia periférica, alterações circulatórias graves e infecção com muita recidiva (graças ao menor aporte sanguíneo e, consequentemente, à menor chegada de nutrientes nas células). Também é muito comum ocorrer o rompimento dos tecidos nas regiões de maior descarga de peso. Essas lesões, chamadas de úlceras plantares (também conhecidas como mal perfurante plantar), geralmente apresentam um anel de queratose e contaminação por bactérias, bem como dificuldade de cicatrização em virtude do atrito constante. A lenta cicatrização ocorre pelo excesso de glicose no sangue, podendo desencadear uma osteomielite, que por sua vez pode levar à amputação, dependendo da gravidade da lesão.

[4] Cf. Grupo de trabalho internacional sobre pé diabético, *Consenso Internacional sobre Pé Diabético* (Brasília: Secretaria de Estado de Saúde do Distrito Federal, 2001), p. 18. Disponível em http://189.28.128.100/dab/docs/publicacoes/geral/conce_inter_pediabetico.pdf. Acesso em 14/8/2017.

NEUROPATIA PERIFÉRICA

A neuropatia periférica também pode ser uma complicação de outras patologias, como a hanseníase. No diabético, é provável que ela se apresente bilateralmente e de diferentes formas.

Segundo o Grupo de Trabalho Internacional sobre Pé Diabético (2001), os sintomas da neuropatia periférica incluem:

> dores em queimação, pontadas, parestesia, sensações de frio e calor nos pés, hiperestesia. Todos esses sintomas tendem a uma exacerbação noturna. Os sinais incluem a redução da sensibilidade à dor, à vibração e à temperatura, hipotrofia dos pequenos músculos interósseos, ausência de sudorese e distensão das veias dorsais dos pés. Estes dois últimos sintomas são evidências de disfunção autonômica envolvendo fibras dos nervos simpáticos; como resultado, há aumento dos *shunts* (desvio patológico de sangue arterial para o território venoso), tornando o pé quente. Assim sendo, um pé quente porém insensível representa, de fato, um pé em alto risco.[5]

A neuropatia periférica pode ser de ordem autonômica, sensorial ou motora, apresentando, portanto, as seguintes alterações nos pés:

* **Alterações autonômicas:** incluem a diminuição na perspiração dos pés (anidrose distal); a pele fica ressecada e com fissuras, gerando maior risco de infecção bacteriana ou fúngica. Outros sintomas são a vasodilatação e as alterações de crescimento das unhas.

* **Alterações sensoriais:** incluem a perda da sensibilidade tátil e da percepção de dor nos pés. A ausência de dor pode levar a alteração da marcha e do modo de descarregar o peso, gerando uma pressão contínua em regiões mais vulneráveis do pé. O indivíduo pode chegar a caminhar com uma pedra ou qualquer outro objeto nos sapatos sem perceber. Costuras da meia ou do próprio calçado também podem gerar maior ponto de pressão e possíveis lesões. Em indivíduos acamados por longo período, a atenção deve ser redobrada, pois o atrito constante da região calcânea com o leito (abra-

[5] Cf. Grupo de trabalho internacional sobre pé diabético, *Consenso Internacional sobre Pé Diabético (op. cit.)*, p. 30. Disponível em http://189.28.128.100/dab/docs/publicacoes/geral/conce_inter_pediabetico.pdf. Acesso em 14/8/2017.

são) pode gerar lesões e até ulcerações, com risco de necrose e até amputações. A autorremoção de calos por meio mecânico ou até químico pode evoluir para lesões profundas com risco de infecções. A utilização de bolsas térmicas e até mesmo o costume de caminhar descalço no chão quente (cimento ou areia) também podem ser causas de lesões pela diminuição sensorial.

* **Alterações motoras:** incluem principalmente deformidades osteoarticulares. Atrofias musculares ocasionadas por outras patologias – como artrose e artrites – e afecções tendíneas (sobreposição de dedos, dedos em garra ou em martelo), quando associadas à diabetes, levam a alterações da marcha, as quais, durante as fases do passo, fazem com que pontos específicos dos pés sofram maior pressão e atrito, gerando lesões.

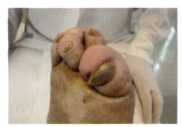
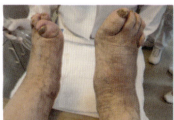

FIGURAS 3 A, B. PACIENTE DIABÉTICA COM ALTERAÇÕES OSTEOARTICULARES GRAVES.

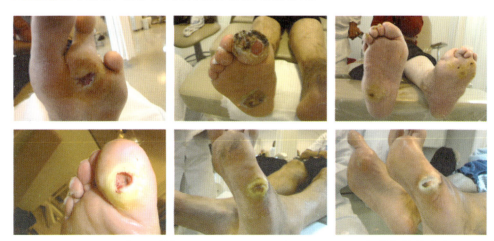

FIGURAS 4 A, B, C, D, E, F. LESÕES EM REGIÕES DE ATRITO EM DIFERENTES PONTOS DE APOIO DOS PÉS NEUROPÁTICOS EM PACIENTES DIABÉTICOS.

Pé diabético

ARTROPATIA DE CHARCOT/ NEUROARTROPATIA

Esta patologia foi descrita pela primeira vez em 1868 por Jean Martin Charcot como um processo de afecção óssea associado à neuropatia induzida por outra patologia. Atualmente, a principal causa dessa neuroartropatia é a diabetes – 13%, aproximadamente.

Trata-se de uma afecção osteoarticular progressiva que atinge com maior frequência as articulações do tornozelo e do pé e, de forma menos comum, outros segmentos do corpo. Tem como característica a fragmentação, as fraturas e, por fim, a destruição óssea. Inicialmente, as manifestações clínicas são sinais inflamatórios, como edema, eritema e calor na região afetada, em especial nos pés. Graças à neuropatia periférica, o indivíduo não tem sensibilidade à dor e, como consequência, muitas vezes o diagnóstico da artropatia é dificultado ou atrasado.

A maioria dos pacientes que desenvolvem a artropatia de Charcot já apresenta neuropatia periférica após cerca de oito ou dez anos de diabetes, ou seja, é uma complicação tardia da neuropatia. Portanto, um paciente que tenha diabetes juvenil pode desenvolver a doença entre 20 e 40 anos de idade. A maioria, entretanto, a desenvolve após os 40 anos de idade, pois a maioria tem diabetes iniciado na idade adulta.

A artropatia de Charcot apresenta três estágios:

* **Fragmentação:** ocorre uma alteração da massa óssea e, como consequência, surgem luxações parciais ou totais das articulações acometidas. Todo esse processo gera sinais inflamatórios no local, como rubor, calor e edema. Possíveis fraturas podem ocorrer, assim como deformidades, em decorrência da instabilidade articular. Uma das importantes alterações causadas nessa fase é o pé plano, que pode favorecer a formação de calos e calosidades nas proeminências ósseas.

* **Coalescência:** nesse estágio, os sinais inflamatórios diminuem, assim como a fragmentação óssea. A seguir inicia-se, então, o processo de consolidação óssea.

* **Consolidação:** ocorre um processo de regeneração dos ossos e das articulações, porém, graças às luxações, as articu-

lações se apresentam alteradas e, portanto, geram deformidades significantes no tornozelo e no pé. Como a descarga de peso é bastante alterada, é importante a indicação de órteses e de calçados adequados para a prevenção de feridas. Em casos mais graves, a cirurgia é indicada.

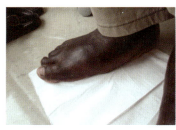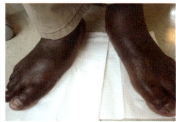

FIGURAS 5 A, B. PACIENTE OBESO, DIABÉTICO, COM ARTROPATIA DE CHARCOT.

PÉ EM RISCO DE ÚLCERAS

Considerando as características da patologia e suas consequências, o pé diabético constitui uma das maiores preocupações para o profissional da saúde, sendo que o aparecimento de úlceras é o maior temor, tanto para o paciente quanto para o profissional.

Vários fatores constituem risco para o aparecimento de úlceras, como a desinformação sobre os cuidados necessários e a presença de neuropatia, de pontos de pressão anormal com incidência de calos e calosidades, de deformidades ósseas, de patologias vasculares e dermatoses (sobretudo entre os dedos). Pacientes com histórico de úlcera ou que já tenham sofrido uma amputação devem ser observados com ainda mais atenção, pois estes são considerados fatores de alto risco para o desenvolvimento de novas lesões.

O profissional deve realizar uma análise criteriosa dos pés, a qual deve incluir uma avaliação da pele (cor e temperatura), da estrutura geral e dos aspectos das unhas, bem como a verificação dos pulsos arterial tibial e posterior pedioso. A não detecção de pulsação não é considerada alarmante, visto que mesmo em indivíduos considerados normais ela pode estar ausente.

É importante avaliar também a sensibilidade protetora plantar usando o monofilamento de 10 g em pontos específicos dos pés, conforme mostra a foto a seguir.

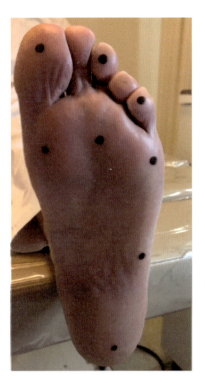

FIGURA 6. PONTOS DE VERIFICAÇÃO NA APLICAÇÃO DOS TESTES DE SENSIBILIDADE: POLPA PLANTAR DO HÁLUX; TERCEIRO E QUINTO DEDOS; CABEÇAS DO PRIMEIRO, TERCEIRO E QUINTO METATARSO DOS PÉS; ARTICULAÇÃO TARSOMETATARSAL; CALCÂNEO DOS PÉS.

Outro ponto importante é a verificação dos calçados: o podólogo deve checar pontos de pressão, desgaste irregular do solado e costuras internas que possam provocar bolhas.

Esses testes, em um paciente regular, podem ser feitos a cada seis meses, desde que o podólogo conheça o paciente e que as taxas glicêmicas sejam mantidas controladas. Ao seguir esses procedimentos, os riscos de aparecimento de novas úlceras em um pé de risco serão minimizados.

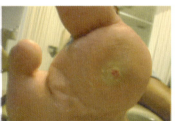

FIGURA 7. ÚLCERA EM ESTÁGIO INICIAL EM PONTO DE APOIO ACENTUADO DECORRENTE DA AMPUTAÇÃO DO SEGUNDO, TERCEIRO E QUARTO DEDOS EM PACIENTE DIABÉTICO.

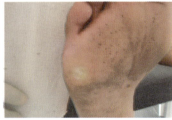

FIGURA 8. CALO PLANTAR NA REGIÃO DO QUINTO METATARSO EM PACIENTE DIABÉTICO. LESÃO CONSIDERADA DE RISCO PARA ÚLCERA E DEVE SER ACOMPANHADA COM FREQUÊNCIA.

Na avaliação de um cliente com diabetes, é importante levar em consideração as queixas apresentadas e avaliar todas as possibilidades, pois a ausência de sintomas não significa que os pés sejam completamente saudáveis.

APLICAÇÃO DOS TESTES

A detecção precoce do "pé em risco" pode ser feita facilmente por meio da inspeção e da avaliação da sensibilidade utilizando testes simples e de baixo custo. Além disso, profissionais, pacientes e familiares devem ser educados quanto aos riscos de amputação e aos cuidados necessários.

Sensibilidade tátil

Como vimos, a sensibilidade cutânea é uma referência importante para que se possa diagnosticar a neuropatia periférica em pés de indivíduos com diabetes. A alteração ou mesmo a ausência dessa sensibilidade leva a situações de risco para os pés principalmente em decorrência de traumas, que podem ser causados por calçados inadequados, objetos pontiagudos ou cortantes no piso e até a ponta de uma tesoura no corte das unhas.

O monofilamento (estesiômetro) é um teste simples, barato e eficaz para a verificação da sensibilidade tátil. O podólogo deve aplicá-lo periodicamente em clientes com diabetes, seguindo os passos:

1. Mostre o monofilamento ao paciente e aplique-o na mão para que ele saiba o tipo de estimulo que será utilizado.

2. Solicite ao paciente que mantenha os olhos fechados durante o teste.

3. Peça para o paciente prestar atenção e simplesmente responder "sim" se sentir o filamento. Ele também deverá identificar onde está o toque.

4. Para aplicar o monofilamento, deve-se mantê-lo perpendicularmente à superfície testada, a uma distância de 1-2 cm. Com movimento suave, faça-o curvar-se sobre a pele do paciente e depois retire-o. A duração total do procedimento em cada ponto, desde o contato com a pele até a retirada do monofilamento, não deve exceder dois segundos.

Pé diabético

5. Se o monofilamento escorregar para o lado, desconsidere a eventual resposta do paciente e volte a testar o local mais tarde.

6. Faça uma sequência ao acaso nos locais dos testes.

7. Se houver regiões ulceradas, necróticas, cicatriciais ou com hiperqueratose, teste o perímetro destas.

8. Se o cliente não responder em um determinado local, continue a aplicação do teste normalmente e volte posteriormente àquele local para confirmar.

9. Conserve o filamento protegido em sua embalagem, tomando cuidado para não amassá-lo. A limpeza é feita com álcool 70°.

FONTE: ADAPTADO DE GRUPO DE ESTUDOS E PESQUISA EM SEGURANÇA DO PACIENTE – ESCOLA DE ENFERMAGEM DE RIBEIRÃO PRETO. "PÉ DIABÉTICO/MÓDULO DE ENSINO/AVALIAÇÃO DOS PÉS". DISPONÍVEL EM HTTP://WWW2.EERP.USP.BR/SITE/GRUPOS/FERIDASCRONICAS/INDEX.PHP?OPTION=COM_CONTENT&VIEW=ARTICLE&ID=42&ITEMID=60. ACESSO EM 18/8/2017.

A incapacidade do paciente de sentir o filamento de 10 g em quatro ou mais pontos, entre os nove pontos testados, demonstra neuropatia sensitiva, ou seja, a ausência de proteção nos pés. Se o cliente responder positivamente ao teste nos dedos, mesmo assim aplique os testes em todos os pontos, pois a perda da sensibilidade também pode iniciar pela região do calcâneo, embora isso ocorra mais raramente.

As pessoas idosas levam algum tempo para se orientarem sobre o que está sendo feito; portanto, evite perguntar sobre a sensibilidade no local para não induzir a resposta. Na presença de calos e calosidades, teste a região circundante, pois os clientes provavelmente não sentirão o filamento em regiões espessas.

Sensibilidade vibratória

A vibração acusa o acometimento de diferentes tipos de fibras nervosas, avaliando quantitativamente as fibras nervosas sensitivas grossas mielinizadas. A desmielinização provoca uma disfunção da condução rápida do impulso, uma alteração de sensibilidade discriminativa, a qual pode ser identificada com a ajuda do teste de vibração. Pode-se dizer que esse teste consiste na verificação de alteração de sensibilidade mais profunda.

Para mensurar a sensibilidade vibratória, utiliza-se um diapasão com 128 Hz de frequência aplicado em uma saliência óssea, principalmente do hálux, seguindo os passos:

1. Aplique o diapasão primeiramente no pulso do cliente, de modo que ele saiba identificar o que será testado. O cliente não deve ver onde será aplicado o teste.
2. Alterne com pelo menos uma simulação, na qual o diapasão não vibre. Cinco segundos são suficientes para sentir a vibração; o ideal é manter o contato do diapasão vibrando e solicitar que o cliente avise quando a vibração parar.

FONTE: ADAPTADO DE GRUPO DE TRABALHO INTERNACIONAL SOBRE PÉ DIABÉTICO. *CONSENSO INTERNACIONAL SOBRE PÉ DIABÉTICO*. BRASÍLIA: SECRETARIA DE ESTADO DE SAÚDE DO DISTRITO FEDERAL (2001, P. 122.).

O teste é positivo se o cliente responde corretamente a pelo menos duas das três aplicações, e negativo – isto é, em risco de ulceração – se houver duas ou três respostas incorretas. Se o cliente é incapaz de perceber a vibração no hálux, o teste deve ser repetido em segmentos mais proximais, como o maléolo ou tuberosidade da tíbia.

O diapasão cumpre sua função em nível superficial; para uma mensuração mais profunda são necessários outros dispositivos usados somente por médicos.

A sensibilidade vibratória é importante e sua redução é considerada um risco para o desenvolvimento de úlceras, portanto, a atenção e a orientação devem ser feitas com critério para evitar riscos indesejáveis para o cliente.

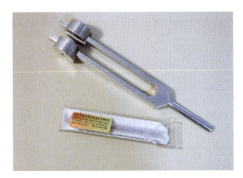

FIGURA 9. DIAPASÃO E MONOFILAMENTO (ESTESIÔMETRO).

Pé diabético

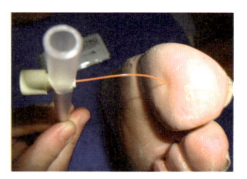

FIGURA 10. APLICAÇÃO DE TESTE COM MONOFILAMENTO (ESTESIÔMETRO).

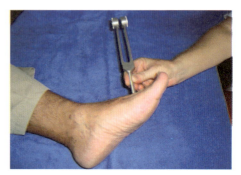

FIGURA 11. APLICAÇÃO DE TESTE COM DIAPASÃO.

ÚLCERA PLANTAR

Um cliente com pé diabético geralmente apresenta polineuropatia e alterações de marcha, com espessamentos córneos bem delimitados em áreas de atrito, queda de metatarso e dedos em martelo ou garra acentuados, tendo maior predisponência ao desenvolvimento de úlceras crônicas na planta dos pés. Outros fatores, como penetração de corpo estranho, perda de tecido adiposo subcutâneo ou calçados inadequados, também são desencadeantes da úlcera plantar.

No caso de pacientes idosos, a ausência de sensibilidade, a visão diminuída e, muitas vezes, a falta de atenção da família podem atrasar a descoberta da úlcera e, por consequência, também prejudicar o tratamento adequado e necessário ao paciente com a patologia.

Uma úlcera crônica que apresenta sinais inflamatórios deve ser tratada pelo médico, pois pode ocorrer aprofundamento da lesão e consequentemente gerar osteomielite. Por ser uma lesão de solução de continuidade, ou seja, rompimento dos tecidos moles, também podem ocorrer outras contaminações, como a erisipela.

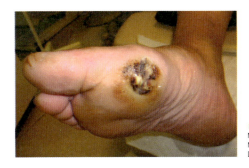

FIGURA 12. ÚLCERA PLANTAR NA CABEÇA DO PRIMEIRO METATARSO EM PACIENTE DIABÉTICO.

LOCAIS DE RISCO

Os locais de maior risco para o aparecimento de úlceras são:

* **os dedos,** por causa das deformidades que levam a uma maior pressão das polpas digitais;
* **os sulcos interdigitais,** por causa de fissuras e cortes que permitem a penetração de micro-organismos;
* **a região dos metatarsos,** na qual, em razão da queda do arco transverso, ocorre maior atrito e descarga de peso;
* **no mediopé de clientes com artropatia de Charcot,** em que ocorre desabamento e formação de calos e calosidades.

Em casos mais raros, as úlceras ocorrem também na região do calcâneo, por causas mais específicas.

Para que se tenha algum sucesso na tentativa de restaurar e fechar uma lesão ulcerosa, é necessário que alguns princípios sejam providenciados, como o alívio da compressão e a proteção da úlcera, o restabelecimento da perfusão sanguínea no local, o tratamento das infecções, o controle da taxa glicêmica e o debridamento do anel de queratose, bem como o estabelecimento de cuidados e inspeções frequentes da lesão. O paciente, portanto, deve ser cuidado por uma equipe multidisciplinar (médico, enfermeira, podólogo e fisioterapeuta). Em alguns casos, pode-se orientá-lo também a fazer pequenas caminhadas para ativar a circulação e algumas seções de fototerapia, feitas por pessoa especializada.

PÉ ISQUÊMICO × PÉ NEUROPÁTICO

Embora as duas causem úlceras, a isquemia (deficiência circulatória) e a neuropatia são patologias distintas, e é importante saber diferenciá-las para fazer um diagnóstico correto dos pés. Algumas diferenças relatadas a seguir ajudam o profissional no dia a dia:

PÉ ISQUÊMICO	PÉ NEUROPÁTICO
No pé isquêmico a pele é fria, sem pelos e pálida, podendo chegar à cianose. Os pulsos são diminuídos ou ausentes. A dor a princípio ocorre ao caminhar (claudicação), podendo chegar a dor em repouso, que piora com a elevação dos membros (em estágios mais avançados). As úlceras ocorrem preferencialmente em regiões marginais do pé, submetidas a pressão contínua (por exemplo, com sapatos apertados), podendo evoluir para isquemia e gangrena digital. Pacientes nefropatas com calcificação extensa na camada média dos vasos dos pés e dedos são especialmente suscetíveis a úlceras e gangrenas.	O pé neuropático tem pulsos palpáveis, temperatura normal, coloração da pele normal ou avermelhada, podendo-se observar veias distendidas sobre o pé quando em repouso. A sensibilidade está diminuída e os reflexos profundos ausentes; a pele é ressecada, podendo haver rachaduras. Há perda da musculatura interóssea e alterações articulares, ocasionando dedos em garras, queda das cabeças dos metatarsos e outras deformidades. Nos pontos de alta pressão na região plantar, em geral, existem calosidades (a úlcera neuropática em geral ocorre em um destes pontos).

FONTE: GUIA DE REFERÊNCIA RÁPIDA: DIABETES MELLITUS. SUPERINTENDÊNCIA DE ATENÇÃO PRIMÁRIA – PREFEITURA DO RIO DE JANEIRO, 2013.[6]

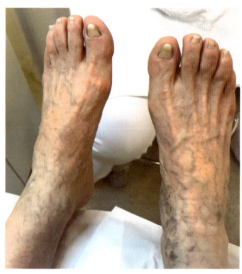

FIGURA 13. PACIENTE DIABÉTICA COM DEFICIÊNCIA CIRCULATÓRIA.

6 Disponível em http://www.rio.rj.gov.br/dlstatic/10112/4446958/4111923/GuiaDM.pdf. Acesso em 15/8/2017.

Na tabela a seguir, apresentam-se as diferenças entre pé isquêmico e pé neuropático de forma resumida, para facilitar o exame no procedimento podológico.

TABELA 1. **EXAME DO PÉ DIABÉTICO**

	ISQUÊMICO	NEUROPÁTICO
COLORAÇÃO	Pálido ou cianótico; apresenta rubor quando pendente em casos de grave comprometimento	Normal ou avermelhado no caso de vasodilatação por autossimpatectomia
PELE	Ausência ou redução de pelos	Seca, com fissuras e/ou calosidades plantares
UNHAS	Atróficas, grossas e com sulcos (observar a presença de infecção fúngica nas unhas e entre os dedos)	Atróficas, grossas e com sulcos (observar a presença de infecção fúngica nas unhas e entre os dedos)
DEFORMIDADE	Ausente	Pode estar presente (pé cavo, cabeças dos metatarsos proeminentes, hálux varo ou valgo)
TEMPERATURA	Diminuida	Normal ou aumentada
PULSOS	Diminuidos ou ausentes	Presentes
SENSIBILIDADE	Presente	Diminuida ou ausente
QUEIXAS	Dor tipo claudicação evoluindo para dor em repouso que piora com a elevação do membro inferior	Parestesias, anestesia, dor tipo queimação ou lancinante
ÚLCERAS	Em geral nas regiões marginais e dedos	Em geral plantar (mal perfurante)

FONTE: ADAPTADO DE BATISTA, 2010, P. 60.

É importante que o profissional, já na primeira avaliação, saiba diferenciar o tipo de úlcera, se neuropática ou isquêmica, dependendo das características clínicas que apresenta. Em caso de úlcera isquêmica, o cliente deve ser encaminhado ao médico imediatamente.

A seguir são resumidas as principais características das úlceras neuropáticas e das úlceras isquêmicas.

Pé diabético

TABELA 2. ÚLCERAS NEUROPÁTICAS E ISQUÊMICAS: CARACTERÍSTICAS CLÍNICAS

NEUROPÁTICAS	ISQUÊMICAS
• Em geral são indolores • Costumam ser plantares, localizadas no antepé e nas cabeças dos metatarsais • Apresentam anel de queratose • Estão presentes em pés quentes, com pele normal ou seca, que pode apresentar fissuras e veias dorsais dilatadas • Sensibilidade do pé é alterada	• Em geral são dolorosas, mas podem ser indolores • Em geral são localizadas nos dedos, no dorso do pé ou nas pernas • Sem anel de queratose • Margens irregulares • Necrose seca • Estão presentes em pés frios, com pele cianótica, que podem apresentar unhas atrofiadas e micóticas • Sensibilidade do pé é preservada

O ATENDIMENTO PODOLÓGICO AO DIABÉTICO

O podólogo é um agente de saúde e, como tal, deve ter como objetivo principal a educação da população nos cuidados com a higiene e a saúde. Com o enfoque na saúde dos pés, principalmente das pessoas com a patologia de diabetes mellitus, o podólogo prioriza esses cuidados com o objetivo de reduzir as complicações, para que os clientes tenham condições de conviver da melhor forma possível com a doença.

O diabético é um cliente como todos os outros, que deve ter suas unhas aparadas, os calos desbastados, etc., ou seja, o procedimento podológico deve ser efetuado e todas as suas necessidades devem ser atendidas. No entanto, o profissional precisa entender que, no atendimento ao diabético, "menos é mais", ou seja, é sempre melhor avaliar as possibilidades antes de aprofundar o trabalho em um calo ou em uma lateral ungueal; já que preservar a pele íntegra é regra fundamental nesses atendimentos. É necessário, também, observar o aspecto geral de calos localizados em regiões de apoio. Se a região que circunda o calo se apresentar com eritema, pele brilhante, edema e calor, é possível que, ao proceder ao desbaste, seja encontrada uma lesão ulcerada abaixo da calosidade, geralmente profunda e indolor em decorrência da neuropatia periférica.

O cliente diabético deve receber uma atenção diferenciada, com uma avaliação específica e um olhar atento aos sinais de complicações. O atendimento também deve contar com a aplicação de testes de sensibilidade motora e tátil, e com uma avaliação de riscos nos pontos de maior pressão dos pés e de seu retorno venoso. Além disso, é imprescindível que o cliente receba uma orientação abrangente no que se refere aos cuidados com os pés, a qual deve ser dada também aos acompanhantes ou familiares. Uma orientação adequada quanto aos calçados, à higiene, à atenção especial que deve ser dada a fissuras e outras pequenas lesões nas extremidades dos membros inferiores possibilita a preservação desses membros nos diabéticos e evita o agravamento de seu quadro clínico.

ATRIBUIÇÕES DO PODÓLOGO NA ÚLCERA PLANTAR

Como vimos, o podólogo deve conhecer a patologia para que as informações e orientações sejam repassadas corretamente ao cliente diabético. Após a análise e detecção de uma úlcera plantar neuropática em uma região de atrito, o podólogo deve somente providenciar o desbaste do anel de queratose, para que essa lesão tenha maiores possibilidades de cicatrização. Após esse desbaste, deve-se lavar com soro fisiológico em abundância e proteger o local.

O profissional precisa estar ciente de que, para o sucesso de um tratamento, é necessário que haja: acompanhamento médico e controle glicêmico, desbaste do anel de queratose pelo menos uma vez por semana, mudança do apoio na região e, principalmente, a colaboração do cliente, que deve seguir as orientações rigorosamente. Sem esse conjunto de medidas o fechamento da lesão não ocorrerá.

SINAIS A QUE SE DEVE FICAR ATENTO

Durante a avaliação ou o atendimento, o podólogo deve observar se há algum dos seguintes sinais, ou queixa do cliente a respeito deles, pois podem indicar um maior grau de risco ao cliente diabético:

* Dormência nos pés.

Pé diabético

- Ausência ou não crescimento de pelos nos pés e nas pernas.
- Micoses interdigitais.
- Presença de feridas e secreções.
- Pele seca, escamosa ou brilhante.
- Pontas dos pés arroxeadas, cianóticas.
- Aparecimento de fissuras nos calcanhares.
- Perda de sensibilidade.
- Formigamento ou dor nos pés.
- Presença de calos em pontos de pressão dos pés.
- Aparecimento de cãibras e dor no repouso ou ao caminhar.

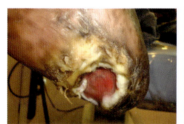 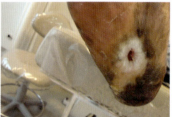

FIGURAS 14 A, B. CLIENTE DIABÉTICO DO SEXO MASCULINO COM LESÃO DECORRENTE DE UMA CIRURGIA DE ESPORÃO DE CALCÂNEO, EM TRATAMENTO E ACOMPANHAMENTO PODOLÓGICO QUINZENALMENTE DURANTE DOIS ANOS. A LESÃO É DE DIFÍCIL CICATRIZAÇÃO EM DECORRÊNCIA DE SUA LOCALIZAÇÃO E PELA POSIÇÃO DE TRABALHO DO CLIENTE. OCORREU UMA MELHORA SIGNIFICATIVA APÓS A INTENSIFICAÇÃO DA POSIÇÃO DE REPOUSO DOS PÉS E O CONTROLE DA TAXA DE GLICEMIA.

PRINCIPAIS ORIENTAÇÕES PARA O CLIENTE COM PÉ DIABÉTICO

- O diabético deve examinar seus pés todos os dias, tanto a região plantar quanto a dorsal, de preferência em local com boa iluminação. Deve-se prestar atenção a mudanças de coloração e temperatura. Nessa inspeção, também deve-se olhar cada um dos dedos e o espaço entre eles, observando se há sinais de infecções, cortes, bolhas, calos ou feridas. Se não conseguir fazer isso sozinho, deve pedir ajuda a um familiar ou amigo, ou ainda usar um espelho para ver a planta dos pés.
- Para a higienização dos pés, recomenda-se utilizar água morna e nunca verificar a temperatura diretamente com os

pés – deve-se usar o cotovelo. No momento de secar, não é recomendável esfregar, e não se deve esquecer de enxugar entre os dedos.

* Ao utilizar creme hidratante ou óleo nos pés, deve-se aplicar sobre a pele do dorso, e nunca entre os dedos, na planta dos pés ou em feridas e cortes. O talco deve ser evitado, pois pode causar ressecamento da pele.

* Deve-se cortar as unhas após o banho – pois nesse momento elas estarão amolecidas – e em local bem iluminado. Se não for possível ver ou alcançar as unhas, ou se o diabético apresentar alterações de sensibilidade nos pés, deve pedir a alguém para fazer o corte. É recomendável utilizar cortadores de unhas ou tesouras com pontas redondas, pois a possibilidade de se machucar diminui bastante. Deve-se sempre cortar as unhas retas, nunca cortando os cantos, para evitar a onicocriptose e as infecções. Não devem ser usados objetos afiados e pontiagudos, pois podem machucar, nem cortar os calos com lâminas de barbear (no máximo usar lixas próprias para calos). O podólogo deve ser consultado para tratar os calos e, em caso de onicomicose e *tinea* entre os dedos, deve-se consultar um médico.

* O diabético nunca deve andar descalço, pois, por ter a sensibilidade dos pés diminuída, tem maior probabilidade de sofrer traumas, fazer feridas e adquirir e infecções indesejadas.

* Para a escolha do calçado, deve-se sempre procurar o tamanho adequado, a fim de evitar calos, bolhas, hálux valgo, lesões e infecções. Dar preferência para calçados macios, sem costuras, sem bico fino ou com salto muito alto; e evitar sandálias que tenham tiras ou fivelas. O ideal é experimentar no período da tarde, pois o pé está no tamanho "certo" e, portanto, o calçado não ficará apertado depois.

* Em relação às meias, é recomendável escolher aquelas que deixam a pele dos pés respirar, evitando as que estiverem apertadas e as de material como náilon, dando preferência para as feitas de algodão e sem costuras. Deve-se trocar as meias quando sentir que estão molhadas de suor. Meias claras também facilitam a visualização se houver algum ponto de sangramento.

Pé diabético

* Fazer caminhadas faz bem à saúde. Elas devem ser feitas com um calçado adequado e confortável e em superfície plana. No entanto, se apresentar feridas ou dor nos pés, deve-se evitar caminhar e procurar o médico imediatamente.

* Quando estiver sentado, o diabético deve evitar cruzar as pernas, pois isso piora a circulação do sangue nos pés. Também deve evitar ficar sentado por muito tempo e usar um banquinho para manter os pés elevados. Isso auxilia o retorno do sangue, fazendo com que as toxinas sejam eliminadas mais rapidamente.

* Durante uma viagem, por exemplo, o ideal é que não se mantenha sentado o tempo todo, e sim que se levante e ande um pouco. Se isso não for possível, deve esticar os pés, movimentá-los para cima, para baixo e para os lados, fazer círculos com eles e mover os dedos. É importante hidratar adequadamente os pés durante as viagens, para evitar desidratação.

* O diabético deve sempre controlar o nível da taxa glicêmica e tomar a medicação corretamente. O tratamento preventivo é sempre a melhor opção nos cuidados com os pés.

HANSENÍASE

A hanseníase é uma patologia que causa um quadro de alterações nos pés semelhante ao da diabetes. Como incidências mais graves pode-se citar a perda de sensibilidade, as deformidades nas articulações e o risco de lesões graves nas regiões de atrito constante. Ela também atinge a pele e os nervos dos braços, das mãos, das pernas, do rosto, das orelhas, dos olhos e do nariz.

Diferentemente da diabetes, no entanto, a hanseníase é uma doença infectocontagiosa de evolução lenta, causada por um bacilo denominado *Mycobacterium leprae*. Não é hereditária e seu desenvolvimento varia de acordo com as características do sistema imunológico da pessoa. O tempo de contágio e o aparecimento dos sintomas geralmente não é rápido, variando de dois a cinco anos, às vezes chegando até dez anos. As deformações físicas são evitáveis se houver diagnóstico precoce e tratamento imediato.

Os sintomas da hanseníase aparecem primeiramente na pele e nos nervos periféricos, e podem atingir também os olhos e os tecidos do interior do nariz. O principal sintoma é o aparecimento de manchas de cor acastanhada, ou eritematosas, pouco visíveis e com limites imprecisos, nas quais o paciente apresenta perda de sensibilidade térmica, perda de pelos e ausência de transpiração. Quando o nervo é lesionado na região da mancha, ocorre também dormência e perda de tônus muscular. Pode haver alteração na musculatura esquelética, causando deformidades nos membros tanto superiores como inferiores.

A transmissão ocorre por meio de contato íntimo e contínuo com o doente não tratado. O contágio acontece por gotículas que saem do nariz ou da saliva, por isso é importante lembrar que não há transmissão por contato com a pele. A patologia é totalmente curável; não há motivo para preconceito. Entre os fatores predisponentes estão o baixo nível socioeconômico, a desnutrição e a superpopulação doméstica, uma vez que a doença ainda tem grande incidência em países subdesenvolvidos.

O tratamento é totalmente gratuito e deve durar de nove a dezoito meses, de acordo com o grau de complexidade da doença. Os medicamentos utilizados são corticosteroides e o médico precisa acompanhar as reações adversas decorrentes do uso prolongado da medicação.

Os pés dos indivíduos que tiveram hanseníase apresentam perda de sensibilidade (que, de maneira geral, é irreversível se foi atingido mais de 1/3 de cada nervo acometido), ressecamento da pele, desabamento do metatarso, dedos em garra e pé equino. O podólogo deve orientar a utilização de calçado adequado, palmilhas para proteção, hidratação da pele e órtese de silicone para conforto no pé equino ou em garra. Alongamento e fisioterapia são essenciais para a reabilitação do movimento. É importante ressaltar que esse cliente deve ser tratado com a mesma atenção de um diabético, tendo a orientação como base para a prevenção de incapacidades e para a melhoria da qualidade de vida.

No Brasil, a hanseníase e suas complicações ainda são desafios para a saúde pública, visto que todas as formas clínicas da doença podem levar à incapacidade física e, consequentemente, a uma aposentadoria precoce por invalidez, onerando os cofres públicos, que arcam com o tratamento e com a continuidade da subsistência do indivíduo e de sua família. A atenção à pessoa com hanseníase deve ser garantida pelo Sistema Único de Saúde (SUS) de acordo com a necessidade, sem hierarquia ou preconceito, com qualidade no acolhimento e ações coletivas de promoção à saúde. Deve-se manter a premissa de que, quanto mais informação, menor o risco de se perder o controle da doença.

Ressalta-se que o podólogo não precisa ter receio ao atender uma pessoa que teve hanseníase, pois esta, estando tratada ou em tratamento, não transmite a doença. Os pacientes em tratamento podem conviver normalmente com outras pessoas. É preciso desmistificar esse preconceito que, infelizmente, ainda existe em torno da doença, e o profissional de saúde tem um papel importante na reinserção do paciente na sociedade.

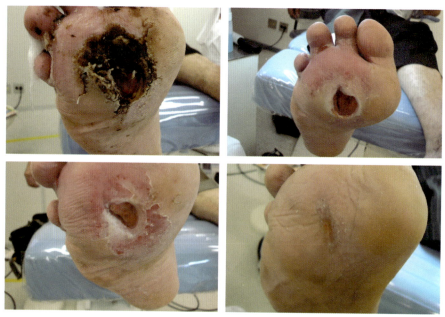

FIGURAS 15 A, B, C, D. A SEQUÊNCIA DE FOTOS MOSTRA UMA LESÃO PLANTAR NA REGIÃO DO METATARSO PROVOCADA POR SEQUELA PERMANENTE DE PERDA DA SENSIBILIDADE EM PACIENTE COM HANSENÍASE. O TRATAMENTO E O PROCESSO DE CICATRIZAÇÃO DA LESÃO OCORRERAM EM DOZE SEMANAS, COM ACOMPANHAMENTO MÉDICO E CUIDADOS PODOLÓGICOS.

8
capítulo

Podoprofilaxia e prevenção

PROFILAXIA NA ANTIGUIDADE

A Bíblia, mais especificamente o Antigo Testamento, é um dos mais antigos relatos escritos da humanidade por meio do qual podemos saber detalhes, por exemplo, sobre os hábitos e o modo de vida das populações. Segundo esses relatos, sabemos que foi Moisés quem levou os israelitas para fora do Egito por volta de 1330 a.C., conduzindo-os por uma longa marcha pelo deserto até sua nova pátria, hoje denominada Palestina. Moisés também impôs, sob a forma de instrução divina, diversas diretrizes higiênicas a seus seguidores, dando-lhes assim condições necessárias para sobreviver a uma caminhada pelo deserto por quarenta anos.

Como exemplo, podemos citar a regra de que quem tivesse que fazer suas necessidades físicas deveria se afastar do acampamento, levando consigo uma pá para enterrar os excrementos. Do mesmo modo, todos deviam lavar-se antes e depois das refeições e após o contato sexual. Qualquer tipo de excreção patológica dos órgãos sexuais tornava seu portador impuro, de modo que o indivíduo tinha que abandonar o acampamento. Quem nele tocasse também era expulso e os objetos que houvessem estado em contato com ele – desde contato com alguma parte do corpo ao contato com objetos tocados e utilizados pela pessoa – deveriam ser purificados ou destruídos. Além disso, todo aquele que tocasse em uma pessoa que se supusesse ter morrido de alguma doença contagiosa era considerado impuro durante sete dias e, depois de decorrido esse período, era tratado com uma solução de potassa, hissopo e cedro para se purificar. Os guerreiros que retornavam ao acampamento depois de terem mantido contato com outros povos ou tribos tinham que ficar afastados do convívio dos demais durante oito dias, e quem tivesse tocado em inimigos mortos em combate tinha que se limpar com a solução descrita anteriormente. As partes de seus armamentos que pudessem ser expostas ao fogo eram por ele purificadas.

Por meio desses relatos, podemos perceber que a saúde do corpo humano, incluindo os cuidados de higiene e de profilaxia, são preocupações do homem há muito tempo. Ainda que não houvesse conhecimentos científicos sobre as patologias e os agentes contaminantes, tais medidas ajudaram a prevenir ou atenuar a disseminação de doenças entre a população. Com o passar dos séculos, a profilaxia foi se desenvolvendo conforme surgiam avanços nas áreas da saúde.

MEDIDAS PROFILÁTICAS

A palavra profilaxia se originou do grego *prophulaktikós*, que significa "relativo à precaução". Como o nome sugere, portanto, a profilaxia refere-se à aplicação de medidas para evitar doenças ou sua propagação. As medidas profiláticas não englobam apenas atos que evitam infecções, por exemplo, mas sim toda e qualquer patologia.

Nesse sentido, podemos dizer que a podoprofilaxia é uma área ampla, visto que os pés sustentam todo o peso do corpo e, portanto, as patologias que podem acometê-los acarretam uma série de problemas para o indivíduo. Muitas vezes, alterações e sintomas que parecem não ter relação direta podem ter origem em distúrbios nos pés ou nas unhas. O contrário também pode ocorrer: por exemplo, uma alteração postural relacionada ao aumento de peso, à mudança brusca de atividade profissional ou à gestação pode alterar a marcha e, consequentemente, provocar lesões nos pés. Algumas patologias como diabetes, artrite e artrose também devem ser consideradas fatores de alterações na deambulação.

A identificação e a prevenção das podopatologias e de outras doenças que afetam os pés são etapas muito importantes e exigem uma avaliação minuciosa por parte do profissional.

A PRIMEIRA OBSERVAÇÃO

O profissional só tem uma oportunidade de ver o cliente pela primeira vez. Embora essa afirmação pareça óbvia, ela é importante para lembrar que não devemos perder a oportunidade de avaliar o cliente o máximo possível desde o primeiro contato. É comum que, conforme atendamos o mesmo cliente mais vezes, fiquemos menos atentos a suas características físicas – no entanto, a atenção e o cuidado com os detalhes não devem diminuir para que problemas ou sintomas não passem despercebidos.

Na primeira visita do cliente, alguns aspectos devem ser observados antes de iniciar o tratamento podológico, como o peso, as posturas estática e dinâmica dos membros inferiores, o calçado e as meias.

A observação do cliente começa desde a sua postura ergonômica de espera na recepção, seguida por seu deslocamento até o campo de atendimento. Durante o seu percurso, deve-se observar seu alinhamento postural e o tipo de pisada.

O podólogo deve utilizar todo o seu conhecimento sobre o prognóstico visual e de semiologia podal (ciência que estuda os sinais e os sintomas da doença), para iniciar o tratamento da forma mais correta possível.

PESO

É importante observar essa característica porque, com o aumento do peso, os pés se modificam, sofrendo alterações de espessura e de largura, o que pode tornar o calçado habitual inadequado, justo. A sobrecarga nos pés e o aumento do volume no calçado levam a pessoa com sobrepeso a ter maiores chances de adquirir patologias como a onicocriptose, os calos e as calosidades, bem

Podoprofilaxia e prevenção

como fissuras, deformidades nas lâminas ungueais, distúrbios circulatórios, *tinea pedis* e *tinea* interdigital.

POSTURA ESTÁTICA DOS PÉS E MEMBROS INFERIORES

O indivíduo que apresenta geno valgo, patologia popularmente conhecida como "pernas em X", pode ter a distribuição do peso medializada (para dentro), o que aumenta os riscos de adquirir onicólise e onicomicose, principalmente no hálux.

No caso de geno varo, a distribuição do peso é mais para a lateral (para fora), portanto, aumentam-se os riscos de desenvolver patologias nessa região do pé.

Os pés pronados (para dentro) e supinados (para fora) aumentam os traumatismos sobre a porção lateral e medial do pé. O mesmo acontece nos pés invertidos e evertidos.

POSTURA DINÂMICA DOS PÉS E MEMBROS INFERIORES

O profissional deverá ficar atento e alertar o cliente se perceber distúrbios da deambulação, levando em consideração as fases de marcha, ou seja, o pé em descanso, em aceleração e o choque do calcâneo. Qualquer alteração em uma dessas fases pode desencadear desde patologias superficiais, como onicocriptose, calos e calosidades, até complicações mais complexas, como tendinites, dores na coluna vertebral e alteração postural.

CALÇADO

Se possível, o profissional deve retirar e calçar o sapato no cliente, pois nessa ação já podem ser identificadas algumas alterações que lhe darão subsídios para a orientação e a prevenção de patologias que têm como causas o uso de calçado inadequado. Os fatores a serem observados são:

* o estado de conservação do calçado, o tempo de utilização aproximado e a região de desgaste (interna e externa) para comparar com patologias existentes;

* a higiene e as condições da palmilha quanto à retenção de umidade, focos de bolor nas extremidades da palmilha e odor;

* o formato do calçado (se é compatível com a anatomia do pé do cliente);

* o tamanho, em comprimento e em largura; a altura da câmara anterior, o contraforte e a altura do salto, pois esses detalhes podem acentuar deformidades já existentes, além de provocar calos, calosidades, onicocriptose e onicofose, bem como causar o espessamento acentuado da lâmina ungueal;

* o material do calçado, pois, por exemplo, o couro tem ação de polimento e absorve a umidade; já os materiais sintéticos aumentam os traumatismos e a umidade, favorecendo o surgimento de bolhas e calosidades, além de propiciar ambiente favorável à proliferação fúngica.

MEIAS

O material adequado para a confecção das meias é o algodão, pois as torna mais confortáveis, causa menos atrito, adapta-se a variações climáticas e absorve mais a transpiração em relação às meias feitas de material sintético.

Deve-se observar o tamanho da meia: se esta for menor que o pé, é provável que comprima os dedos e dificulte a circulação; se for maior que o pé, podem ocorrer dobras dentro do calçado, pressionando a pele e provocando lesões superficiais.

As costuras das meias não devem ficar posicionadas sobre o aparelho ungueal para evitar traumatismos. O podólogo deve observar e orientar o cliente sobre o posicionamento correto das meias para promover mais conforto para os pés.

INSPEÇÃO DO PÉ

Após as observações gerais, é necessário associar os dados coletados com as patologias apresentadas e orientar o cliente sobre a necessidade de introduzir uma nova postura que evite recidiva. Caso as patologias não sejam justificadas pelas observações prévias, será necessário encontrar a razão da patologia para que o tratamento seja tanto curativo quanto preventivo.

No que diz respeito aos dedos, é preciso observar sua posição, se há compressão, sobreposição, dedos em martelo, dedos em garra ou dedos girovertidos, etc., pois essas alterações podem, por exemplo, dificultar a deambulação, prejudicar as lâminas ungueais, entre outras questões. Devemos observar também se os dedos estão alinhados e se há supinação e pronação.

Nas lâminas ungueais, deve-se observar se há alterações de formato, espessura, coloração, descolamento e resistência, bem como o comprimento, a largura e o grau de hidratação das lâminas. Verifique também se há agressões por agentes químicos, como esmalte, acetona, detergente e outros.

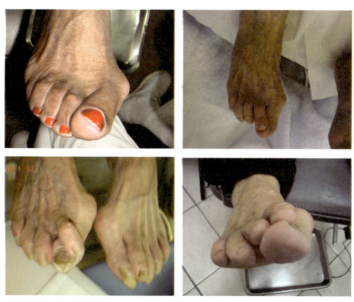

FIGURAS 1 A, B, C, D. EXEMPLOS DE DEDOS EM MARTELO, GIROVERTIDOS E SOBREPOSTOS.

Na pele adjacente à lâmina ungueal, é necessário observar a cor, a presença de edema, o grau de sensibilidade (dor espontânea, induzida ou provocada) e de hidratação, a presença de hiperqueratose e maceração, a presença de trauma mecânico no eponíquio e nas pregas periungueais, a vascularização, e também investigar se há espessamento acompanhado de dor no sulco lateral ou se há espessamento do eponíquio.

Nos espaços interdigitais, é importante observar se há presença de fungos, maceração, descamação, fissuras e calos.

Na região plantar, deve-se observar a presença de calos, calosidades, fissuras, descamação ou ressecamento, levando em consideração o tipo de pé. Se o pé for magro e longo, há probabilidade de maior incidência de calos tanto na região plantar quanto na região dorsal dos dedos, bem como queda de metatarso, dedos em garra, dedos em martelo e hálux valgo, o que não ocorre com tanta frequência em pés que possuem uma almofada plantar definida, característica de pés rechonchudos. Nesses casos, são comuns a presença de calo dorsal no quinto dedo, de lâminas ungueais atrofiadas ou com calosidades nas pregas periungueais; e de calosidades na região metatarsal, provocadas por dobras da pele, e nas laterais do primeiro e do quinto metatarso no sentido longitudinal, em decorrência da pressão do calçado mais estreito que a largura do pé.

PERFIL DO PROFISSIONAL DE PODOPROFILAXIA

O podoprofilaxista é o clínico geral da podologia, o que representa atualmente a maioria dos profissionais atuantes. São profissionais que têm o hábito e gostam de estudar, bem como de se atualizar por meio da participação em congressos e cursos de aperfeiçoamento. Talvez essa seja a especialidade que requer mais tempo para estudos, pois seu objetivo maior é promover a prevenção e, com isso, evitar desde o início que se instale alguma patologia podológica.

Todo podólogo é um profilaxista, mas, como todo ser humano em sua profissão, tem suas limitações. Para ser um bom profissional e atuar como um bom profilaxista, deve se antecipar às patologias podais, que geralmente dão sinais com antecedência, e saber quando indicar os profissionais especializados de sua confiança, para que estes deem início a uma intervenção correta e adequada. Com essa conduta, o podólogo estará promovendo um trabalho de equipe multidisciplinar, com o objetivo de promover o bem-estar do seu cliente.

PERFIL DOS CLIENTES DA PODOPROFILAXIA

São clientes de várias faixas etárias e condições financeiras, de acordo com a região em que o profissional atua. Em sua maioria, acreditam que não têm nenhum tipo de alterações nos pés e só vão à procura do profissional para "cortar a unhas", "tirar um pouquinho de cutícula" e "raspar uns calinhos".

9
capítulo

Podologia infantil*

Na prática podológica, é possível perceber que várias podopatias poderiam ser evitadas se os clientes recebessem desde cedo algumas orientações – por exemplo, sobre a correta higienização dos pés – e seguissem práticas muito simples, como secar corretamente entre os dedos, usar calçados adequados, praticar exercícios físicos de forma segura, corrigir a postura, etc. Uma boa educação, nesse sentido, pode ajudar a prevenir doenças sistêmicas.

O ideal, então, é começar cedo. Mas quando seria o momento certo? Quando a criança passa a tomar banho sozinha – momento em que normalmente aprende a lavar bem a região em torno do umbigo e o bumbum, mas se esquece dos pés? Ou seria quando começa a expressar suas vontades e a fazer suas próprias escolhas – decidindo, por exemplo, o modelo de um tênis? Ou, então, quando começar a andar?

Na verdade, esses cuidados devem começar bem antes. O momento de iniciar as precauções com os pés é, possivelmente, ainda dentro do ventre materno, orientando as futuras mães sobre os principais cuidados que evitarão problemas futuros, como o corte das unhas do bebê, a higiene dos pés, a escolha dos calçados, o uso dos macacões, etc. Esses detalhes são tão importantes quanto a cicatrização do umbigo, por exemplo. É fundamental que a mãe tenha em mente, entre outros cuidados, o de observar o formato das unhas dos pés e das mãos, bem como os primeiros passos do bebê.

* Este capítulo contou com a colaboração de Maria Salete Marchini Benedito.

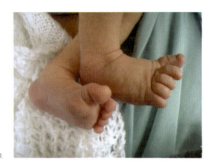

FIGURA 1. PÉS DE BEBÊ RECÉM-NASCIDO.

FORMAÇÃO DO PÉ INFANTIL

Em um feto, tanto os membros superiores quanto os inferiores são formados a partir do primeiro mês de gestação. Primeiramente formam-se os membros superiores e, de três a quatro dias depois, constituem-se os inferiores – são os chamados brotos dos membros, formados do primórdio mesenquimal de ossos e músculos, na forma de apêndices. As cartilagens hialinas se desenvolvem no início da sexta semana de gestação. Ao final da sexta semana, o esqueleto cartilagíneo do membro superior está bem formado e a seguir os membros inferiores vão sendo também delineados. Os centros de ossificação primários se formam em cada osso, e o tecido de cartilagem hialina vai sendo substituído gradualmente por tecido ósseo. Inicialmente, os membros vão se alongando em cauda, depois há uma rotação lateral no membro superior e uma rotação medial no membro inferior. Os cotovelos são dirigidos para trás e os joelhos, para a frente. Os raios digitais que formarão as mãos e os pés apresentam-se na quinta semana, e os dedos, separadamente, ao final da sexta semana de gestação.

Se a gestante for saudável e estiver bem nutrida, são poucas as probabilidades de o recém-nascido apresentar deformidades congênitas dos quadris e dos membros inferiores, por exemplo. As más-formações geralmente são de ordem genética. Segundo Van de Graaff (2003), não está comprovado se o posicionamento anormal ou a restrição de movimentos no útero causam pé torto, mas fatores genéticos e ambientais estão envolvidos na maioria dos casos.

É importante lembrar que, nos pés das crianças, alguns ossos ainda não estão completamente formados, pois os núcleos de crescimento ainda não se ossificaram – em um bebê de 3 meses, por exemplo, observam-se não mais que vinte ossos. A ossificação completa, semelhante à de um adulto (com 26 ossos), só ocorre em torno dos 5 ou 6 anos de idade.

MARCHA

Quando a criança começa a dar os primeiros passos, seu equilíbrio ainda é instável. À medida que ela se desenvolve, os pés colocam--se mais próximos, o eixo de gravidade vai se normalizando e o pé passa a apresentar um apoio. Os músculos e ligamentos passam a funcionar com maior eficiência e a marcha cada vez mais assemelha-se à do adulto.

A marcha normal inicia-se com o contato do calcanhar com o solo, seguido do apoio progressivo de toda a borda lateral do pé e o apoio do antepé e dos dedos. Posteriormente, o calcanhar e o médio pé vão se desprendendo do solo; o mesmo ocorre com o antepé e, finalmente, com o hálux. O apoio representa 60% do ciclo da marcha, e o balanço representa os 40% restantes.

CURIOSIDADE

O tamanho do pé de uma criança com cerca de 1 ano e meio, no caso do sexo feminino, e cerca de 2 anos, no caso do sexo masculino, corresponde à metade do tamanho que o pé terá na maturidade.

DEFORMIDADES DO PÉ INFANTIL

As deformidades nos pés podem ocorrer por diversos fatores, como má-formação, excesso de peso, calçados inadequados, alterações musculares, traumas físicos, entre outros. A formação das estruturas ósseas, musculares e articulares de um bebê, como vimos, é gradativa, por isso merece todo o cuidado, tal qual os pés de um idoso, de um deficiente ou de um diabético.

A seguir, serão apresentadas algumas deformidades que podem ser encontradas nos pés infantis.

POLIDACTILIA

Anomalia em que há dedos extranumerários. É a deformidade congênita mais comum dos pés, embora também ocorra nas mãos. É hereditária e pode acarretar grande dificuldade de encontrar calçados, por isso recomenda-se cirurgia corretiva.

SINDACTILISMO

Condição em que há uma fusão óssea ou uma união apenas das partes moles de dois ou mais dedos, os quais são palmados em conjunto. É uma deformidade comum das mãos, embora também ocorra nos pés. Ambas as condições podem ser corrigidas cirurgicamente.

PÉ FENDIDO OU ECTRODACTILIA

Anomalia em que se observa um defeito dos metatarsais centrais e de seus dedos correspondentes, formando uma fenda no lugar do dedo. A aparência assemelha-se a uma amputação de dedo.

AFALANGIA

Anomalia em que houve agenesia parcial ou total de um dedo (o metatarso correspondente está presente).

ADACTILIA

Anomalia em que houve agenesia do dedo e do metatarso correspondente.

MICROMELIA

Anomalia congênita caracterizada por membros excessivamente pequenos, tanto inferiores quanto superiores.

AMELIA

Condição congênita caracterizada pela ausência de membros. Grande número de anomalias desse tipo ocorreu entre os anos de 1957 e 1962: cerca de 7 mil crianças sofreram más-formações graves por causa da talidomida, medicação usada pelas mulheres na época para aliviar as náuseas durante a gravidez.

PÉ TALO VERTICAL

Deformidade congênita que confere a aparência de "mata-borrão" ao pé. A cabeça do osso talo fica proeminente na face plantar medial.

PÉ PLANO

Também chamado de pé chato ou, ainda, pé espalmado. Na maioria dos casos, é bilateral. As causas podem ser congênitas ou adquiridas, como traumas, enfermidades ósseas, alterações neuromusculares ou neuroligamentares. Essa condição é considerada por muitos autores norte-americanos uma variante do pé normal, pois é frequentemente assintomática ao longo da vida. Não é comum que o indivíduo apresente dores, deformações nos calçados, cansaço ou dificuldade para desempenhar atividades físicas, mas, caso ocorram, é recomendado o uso de palmilhas e calçados ortopédicos (prescritos, claro, pelo médico ortopedista).

Mais de 90% das crianças apresentam pé chato no início da marcha, por volta de 1 ano de idade, sendo esta uma das causas mais frequentes de visitas ao médico na infância. Com o passar dos anos, essa condição evolui para o pé normal. Somente de 2% a 3% dos casos evoluem para o planismo acentuado, segundo Helito e Kauffmann (2006, p. 630). Quando o planismo avança até 10, 11 ou 12 anos de idade, é possível que outras deformidades ocorram.

Podologia infantil

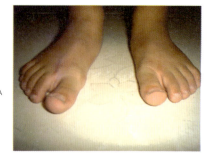

FIGURA 2. PÉS PLANOS DE UMA CRIANÇA DE 5 ANOS, COM AUSÊNCIA DE ARCO LONGITUDINAL. DAS CRIANÇAS QUE VISITAM ORTOPEDISTAS, 90% TÊM COMO QUEIXA O PÉ CHATO, UMA CONDIÇÃO NORMAL DO PÉ INFANTIL ATÉ OS 3 ANOS DE IDADE.

Os pés planos podem ser classificados em quatro graus de gravidade:

* **1º grau** – aumento do apoio lateral dos pés.
* **2º grau** – apoio da borda medial, abóboda plantar mantida.
* **3º grau** – o arco plantar longitudinal desaparece totalmente.
* **4º grau** – o mediopé é mais largo que o retropé e o antepé.

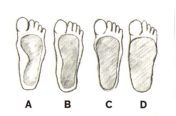

FIGURAS 3 A, B, C, D. DESENHO DEMONSTRANDO PÉ NORMAL, PÉ PLANO DE 2º GRAU, PÉ PLANO DE 3º GRAU E PÉ PLANO DE 4º GRAU, EM QUE O MEDIOPÉ É MAIS LARGO QUE O RETROPÉ E O ANTEPÉ.

Na prática podológica, é possível diferenciar o pé chato do pé talo-vertical, pois este exibe limitação acentuada dos movimentos, ao contrário do pé chato comum, que é bastante flexível.

PÉ CAVO

Deformidade em que há uma elevação anormal do arco longitudinal, diminuindo a área de apoio plantar, o que ocasiona um excesso de concentração de carga especialmente nas cabeças dos metatarsos (parte anterior do pé) e produz calosidades e dor. O pé cavo apresenta certo grau de rigidez, o que faz com que o paciente tenha dificuldade em calçar sapatos por longo tempo. Dedos em garra também podem acompanhar o quadro.

O pé cavo pode ter causa neurológica (sequela de polio-mielite, doença de Charcot-Marie-Tooth, doença de Friedrich, etc.), idiopática (sem causa determinada) e pós-traumática (fraturas e queimaduras). Cada situação deve ser avaliada com atenção.

Em casos mais leves, o uso de sapatos adequados e de palmi-lhas especiais, bem como sessões de fisioterapia podem ajudar bastante, porém nem sempre são efetivos. Em casos mais graves da anomalia, o médico deve realizar um exame clínico e raio X simples; em casos específicos, pode-se solicitar também eletro-neuromiografias, ressonância magnética, tomografia axial com-putadorizada, além de análises de eventuais alterações neuroló-gicas, para definir uma conduta de tratamento.

PÉ EQUINO VARO CAVO OU TALIPÉ OU PÉ TORTO

Deformidade grave que surge no nascimento e torna o pé rígido, com limitação acentuada dos movimentos quando em posição de equino (flexão plantar), isto é, em continuidade (pernas e pés), em supinação (planta dos pés voltadas para dentro), em adução (parte anterior do pé voltada para a linha média do cor-po) e em cavo (antepé em flexão plantar em relação ao retropé). Ocorre em média em um para cada mil nascidos. As causas são multifatoriais: genética, ambiental, mutacional, etc., com traços hereditários de padrão poligênico, em que participam vários ge-nes (HÉLITO & KAUFFMANN, 2006, p. 631).

No tratamento médico, a abordagem inicial é feita com mani-pulações seguidas de imobilizações gessadas ou enfaixamento adesivo. Nos casos que não respondem a esse tratamento inicial, é indicada cirurgia. A correção deve ser feita durante todo o perío-do de crescimento e, se houver recidivas, deve-se proceder a no-vas intervenções cirúrgicas.

Hoje em dia há tecnologias bastante avançadas para identifi-car se os pés são planos, cavos ou normais e qual é o grau de anormalidade, que vão desde raio X simples até ressonância mag-nética, baropodometria, entre outras.

Podologia infantil

PÉ METATARSO VARO

Anomalia que possui aparência semelhante à do pé equino varo logo após o nascimento, porém tem como característica fundamental o fato de ser menos rígido e não apresentar equinismo. O exame de raio X não mostra a superposição do talo e do calcâneo que ocorre no pé torto congênito (pé equino varo cavo), e sim uma adução (desvio medial do antepé) dos metatarsos, por isso também é chamado metatarso aduto.

Muitas vezes a anomalia é diagnosticada após alguns meses de vida, embora a deformidade esteja presente desde o nascimento. Pode ocorrer isoladamente ou acompanhar outras más-formações. Esse tipo de deformidade responde bem à manipulação e a aparelhos gessados. As osteotomias, ou seja, a secção cirúrgica dos ossos, somente é indicada em idosos. Raramente há a necessidade de liberação de partes moles, como no caso de cirurgia do pé equino varo.

CUIDADOS PODOLÓGICOS EM RELAÇÃO ÀS DEFORMIDADES

Na avaliação podológica, além da palpação para verificar se há rigidez nas articulações, o profissional deve observar a criança ao deambular, a maneira como se senta, ou fazer o exame estático. Qualquer sinal de anormalidade deve ser indicado aos pais, que no dia a dia às vezes nada percebem; no entanto, alguns já trazem a queixa.

Uma dica para detectar anormalidades é pintar a planta do pé da criança e pedir que ela pise numa folha de papel branca. De acordo com o desenho formado, é possível ter várias informações daquilo que é normal ou de algo que pode estar errado. É certo que o podólogo não pode nem deve diagnosticar, mas, com um pouco de conhecimento, pode discutir suas observações com os pais, orientá-los a observar pequenas modificações e incentivá--los a procurar ajuda pediátrica e ortopédica.

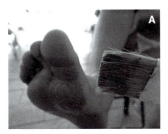 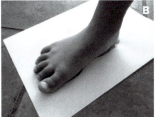 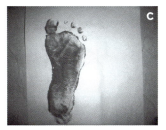

Figuras 4 A, B, C. Para avaliar os pés infantis, pode-se pintar a planta com tinta guache, depois pedir à criança para pisar em folha uma branca, jogando toda a carga do corpo. Os pontos de apoio devem aparecer uniformemente na folha. Na impressão do pé na folha, pode-se observar que o segundo artelho quase não encosta no chão, o que nesse caso vem de uma condição hereditária. Apesar deste detalhe, o apoio se faz uniformemente em toda a planta do pé, então trata-se de um pé normal.

A postura profissional do podólogo deve ser meramente de orientador. É muito importante que ele aprofunde os conhecimentos e esteja atento a seus clientes, desde a entrada no gabinete até a sua despedida. Como já dito no início deste capítulo, o trabalho de orientação deve começar cedo e ser frequente e incansável, não somente aos idosos e adultos, mas principalmente às futuras mães e pais de maneira geral, no sentido de prevenir problemas ao longo da vida. Só assim o podólogo poderá ser reconhecido como um profissional responsável, criterioso e coadjuvante nos tratamentos de saúde. Sua atuação possui algumas limitações, que devem ser respeitadas. Mais do que saber fazer, é preciso saber orientar.

OUTRAS PATOLOGIAS COMUNS EM CRIANÇAS

VERRUGAS

As verrugas são tumorações benignas causadas por vírus, normalmente HPV (papiloma vírus humano) e suas variações tipológicas. Frequentemente as crianças são infectadas por esses vírus em virtude de baixa imunidade, falta de higiene ou contato direto com animais, piscinas e banheiros públicos, e pelo fato de andarem descalças mais constantemente.

As verrugas são contagiosas e geralmente assintomáticas, exceto as plantares, que costumam ser muito dolorosas e são facilmente confundidas com calos. É grande a frequência de pais ou responsáveis que procuram atendimento podológico para tratamento dessa patologia nas crianças.

O primeiro passo é identificar a patologia. A verruga apresenta pontos pretos, que são os vasos sanguíneos dissecados pelo vírus e, no caso da verruga plantar, é necessário fazer o desbaste para visualizar os pontos. Só então teremos a certeza de tratar-se de verruga, que, ao desbaste, apresenta-se mais mole que o calo.

As verrugas podem desaparecer espontaneamente, ou seja, são autorregressivas; porém, nos casos em que isso não ocorre, com persistência e regularidade no tratamento é possível alcançar grande êxito na eliminação total da patologia. Casos mais persistentes ou profundos devem ser encaminhados ao médico dermatologista.

Os tratamentos são tópicos ou destrutivos. Na podologia usamos os tópicos de venda livre, a tintura de tuia ou o nitrogênio líquido em forma de *spray*. Pode-se combinar o tratamento com a utilização de alta frequência com eletrodo de faiscamento. O faiscamento direto tem efeito térmico, estimulante, cicatrizante e bactericida, e não deve ser usado na pele úmida.

Para o tratamento destrutivo da verruga plantar, realiza-se o desbaste, caso esteja recoberta por queratose, e cauteriza-se com faiscamento pelo tempo que o cliente suportar (em torno de trinta segundos, fazendo em média de três a quatro aplicações). Em seguida, aplica-se a tuia e faz-se o curativo com esparadrapo. A repetição dos procedimentos pode variar de uma a três vezes por semana para alta frequência. Já para procedimentos com medicações tópicas, deve-se observar a sensibilidade da pele.

Na sequência de fotos a seguir é apresentada a evolução do tratamento de uma verruga em criança de 10 anos do sexo masculino. No caso, procedeu-se o desbaste da verruga na primeira seção, sem aplicação alguma de produto, apenas finalizando com curativo. O cliente foi orientado a não retirar o curativo a menos que este soltasse sozinho, caso em que deveria substituir o esparadrapo imediatamente. Também foi orientado a retornar em sete dias, quando se realizou novo desbaste e aplicação de tintura de tuia. Trata-se de um caso de verruga com proliferação mais superficial, portanto, houve uma resposta mais rápida aos procedimentos.

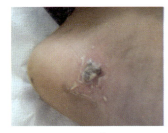
1. FACE MEDIAL DO CALCÂNEO ESQUERDO COM PRESENÇA DE VERRUGA.

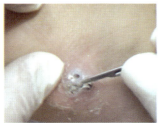
2. FACE MEDIAL DO CALCÂNEO ESQUERDO COM PRESENÇA DE VERRUGA.

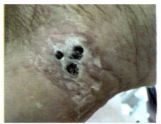
3. TROMBOSE DOS VASOS APÓS O DESBASTE.

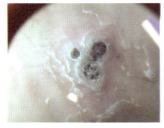
4. ASPECTO DOS VASOS SETE DIAS APÓS O DESBASTE.

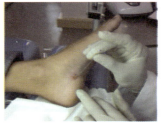
5. APLICAÇÃO DE TINTURA DE TUIA NA REGIÃO.

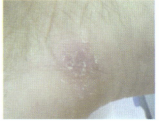
6. ASPECTO DA REGIÃO APÓS O TRATAMENTO PODOLÓGICO.

As fotos a seguir demonstram algumas etapas do tratamento de uma verruga mais profunda utilizando-se ácido nítrico fumegante. Houve resultado em seis aplicações semanais.

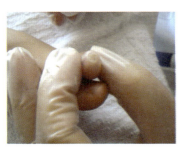
1. ASPECTO DA VERRUGA NO SEGUNDO DIA APÓS DESBASTE.

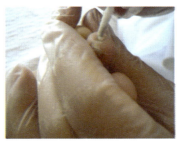
2. APLICAÇÃO DE ÁCIDO NÍTRICO.

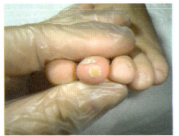
3. ASPECTO NO QUINTO ATENDIMENTO.

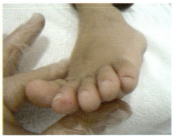
4. FINALIZAÇÃO DO TRATAMENTO EM SEIS ATENDIMENTOS.

Podologia infantil

Pode-se fazer uma pausa no tratamento das verrugas após algumas semanas de aplicações, para que o organismo reaja sozinho, fazendo aumentar por si suas defesas. Em casos persistentes, é aconselhável encaminhamento ao médico pediatra ou dermatologista.

ONICOCRIPTOSE

Assim como ocorre nos adultos, a onicocriptose é uma patologia comum em pés infantis e pode ser causada pelo uso de calçados inadequados ou pelo corte das unhas de maneira incorreta.

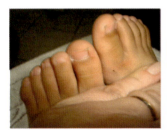
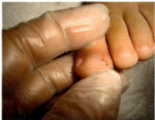
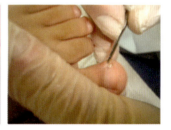

FIGURAS 5 A, B, C. PÉ INFANTIL COM PRESENÇA DE ONICOCRIPTOSE.

Na sequência de fotos a seguir é apresentado o procedimento de retirada de espícula na face lateral do hálux esquerdo. A causa foi o corte inadequado das lâminas feito pela mãe. Também houve uma inflamação na face lateral do hálux direito.

O procedimento consistiu de retirada da espícula, limpeza das queratoses e lavagem com soro fisiológico. Após o procedimento foi realizado curativo.

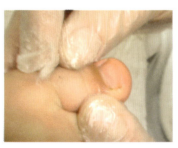
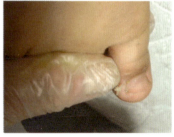

1. OBSERVAÇÃO E APALPAÇÃO DO DEDO PARA AVALIAÇÃO.
2. LOCALIZAÇÃO DA ESPÍCULA NA LATERAL DO HÁLUX.

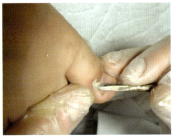
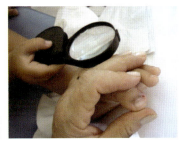

3. RETIRADA DA ESPÍCULA COM MOVIMENTOS DE ROTAÇÃO UTILIZANDO BISTURI MICRONUCLEAR.

4. ASPECTO APÓS O PROCEDIMENTO.

A sequência de fotos a seguir demonstra a aplicação de anteparo para separar a prega periungueal da unha no tratamento de uma criança que apresentou inflamação na face lateral do hálux direito e do hálux esquerdo, também em razão de corte inadequado das lâminas.

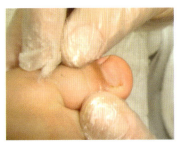
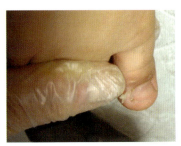

1. LÂMINAS APÓS RETIRADA DE ESPÍCULAS.

2. POSIÇÃO PARA APLICAÇÃO DE ANTEPARO.

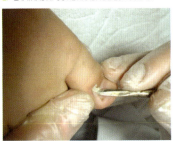
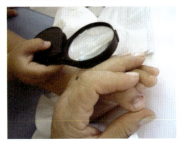

3. APLICAÇÃO DE ANTEPARO PARA SEPARAR A PREGA PERIUNGUEAL DA UNHA.

4. ASPECTO DAS LÂMINAS APÓS O TRATAMENTO.

LEUCONÍQUIA

A leuconíquia consiste no aparecimento de manchas brancas nas unhas causado por traumatismos, pelo uso de detergentes ou de outras substâncias agressivas ou ainda por falta de nutrientes, como cálcio, zinco, vitamina B6 e ferro. Pode apresentar-se nas formas punctata, longitudinal, parcial, total ou estriada. Também é uma patologia comum em crianças.

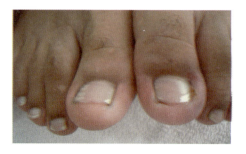

FIGURA 6. PÉS DE CRIANÇA COM GRANULOMA NA FACE LATERAL DO HÁLUX ESQUERDO (CAUSADO POR ONICOFAGIA) E LEUCONÍQUIA EM TODAS AS LÂMINAS.

ATROFIA DE LÂMINA UNGUEAL

A seguir é apresentado um caso de atrofia da lâmina ungueal em cliente de 14 anos. Nota-se a tenra estrutura dos pés, pois a cliente é portadora da síndrome de chá do bordo, patologia semelhante à leucinose, que impede o organismo de processar certos tipos de aminoácido. A cliente não anda e faz movimentos repetidos com o dorso dos pés, causando impacto sobre a lâmina do hálux, o que pode ter sido a causa da atrofia.

Como procedimento, foi realizado o lixamento sobre a lâmina e a aplicação de antifúngico para prevenção da entrada de micro-organismos causadores de micoses.

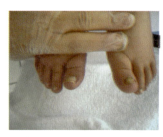

1. LÂMINA COM ESPESSAMENTO UNGUEAL EM VIRTUDE DE ATRITOS CONSTANTES.

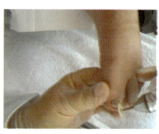

2. DESLAMINAÇÃO PARCIAL COM LIXA DE GRAMATURA FINA, PROCEDIMENTO NECESSÁRIO PARA EVITAR INFECÇÕES.

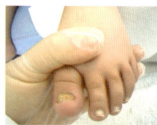

3. ASPECTO DA LÂMINA APÓS O PROCEDIMENTO.

TÉCNICAS COMPLEMENTARES

ESPARADRAPAGEM

A esparadrapagem já é hoje bastante utilizada e divulgada, podendo ser empregada como coadjuvante em vários tratamentos podológicos.

Um exemplo é sua utilização no tratamento preventivo da onicocriptose. A técnica consiste em:

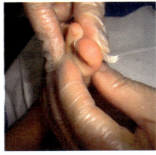

1. FORÇAR AS BORDAS UNGUEAIS PARA BAIXO, LIBERANDO AS LÂMINAS, E COLAR ESPARADRAPO EM UMAS DAS BORDAS. PODE-SE IR SEGURANDO E PUXANDO O ESPARADRAPO PARA BAIXO DO HÁLUX, ENTÃO CORTA-SE A PONTA.

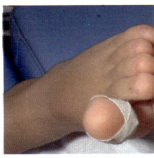

2. O MESMO DEVE SER FEITO NA OUTRA BORDA DA LÂMINA, DE FORMA QUE AS DUAS TIRAS DE ESPARADRAPO SE CRUZEM SOB O HÁLUX PARA QUE NÃO SE DESPRENDAM.

O tratamento deve ser feito com a maior frequência possível até que as lâminas sejam liberadas totalmente para atingirem um crescimento normal.

ANTEPARO COM GAZE

O anteparo com gaze é utilizado para separar o hálux do segundo dedo (artelho). Trata-se de uma técnica auxiliar no tratamento de granuloma, mas também pode ser usada como procedimento preventivo em clientes com recidivas de inflamações.

Para preparar o anteparo, os passos são:

1. Dobre duas gazes juntas e coloque-as dentro do aplicador de gaze tubular.
2. Segure a gaze tubular junto das gazes estéreis e retire do aplicador.
3. Ajuste as gazes, puxando a gaze tubular pelas pontas.
4. Ofereça o anteparo a seu cliente para ser usado entre o hálux e o segundo artelho após cicatrização completa.

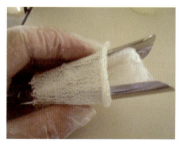 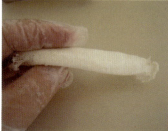

Figuras 7 a, b. As fotos demonstram as duas gazes dentro do aplicador de gaze e a gaze pronta para aplicação.

ORIENTAÇÕES GERAIS PARA O CUIDADO COM OS PÉS INFANTIS

BEBÊS

Algumas recomendações muito simples devem fazer parte do protocolo de atendimento podológico. Por exemplo, é importante informar que andar descalço ajuda o bebê a fortalecer a musculatura dos pés.

Os pais também devem ter alguns cuidados em relação a calçados, meias e roupas. Os sapatos infantis devem ter furinhos para arejar os pés, pois materiais sintéticos esquentam muito e acumulam suor. As costuras das meias podem machucar a pele, e os famosos macacões também podem prejudicar as lâminas ungueais, principalmente graças ao rápido crescimento corporal dos bebês, que acabam ficando com os pés apertados.

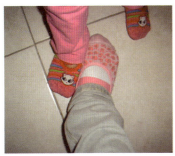 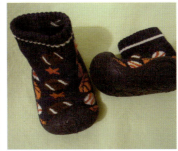

FIGURA 8. MEIAS INFANTIS.

FIGURA 9. SAPATINHOS CONFORTÁVEIS EM TECIDO COM SOLADO EMBORRACHADO QUE NÃO ESCORREGA.

O uso abusivo do andador também pode ser um agravante do desenvolvimento anormal dos pés e das pernas de uma criança. Esse instrumento, muito utilizado na fase de pré-deambulação, permite à criança explorar espaços, alcançar objetos de seu interesse ou dirigir-se ao encontro de de outras pessoas. Hoje em dia, os andadores infantis têm regulagem de altura para que o bebê alcance adequadamente o chão sem precisar dobrar as pernas (como se fosse andar sentado). Seu uso pode despertar na criança o desejo de se locomover e fortalecer seus músculos, de forma a prepará-la para um dos grandes momentos da infância: os primeiros passos. Embora ainda não haja comprovações científicas de que cause deformidades, não é recomendável, porém, que uma criança em fase de pré-deambulação fique várias horas do dia sobre um andador. O uso moderado e com bom senso é o mais indicado.

Outro cuidado recomendado diz respeito à forma como a criança costuma se sentar. Sentar-se sobre os joelhos dobrados com as pernas para trás força as articulações, embora algumas crianças tenham bastante elasticidade articular – algumas são capazes de girar braços e pernas com muita facilidade sem causar prejuízos físicos, mas isso é algo natural e jamais deverá ser estimulado.

Podologia infantil

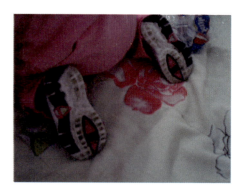

FIGURA 10. CRIANÇA SENTADA SOBRE OS JOELHOS COM AS PERNAS PARA TRÁS.

Os problemas de onicocriptose nessa idade normalmente ocorrem pelo fato de os dedos dos bebês serem "gordinhos": não são as lâminas que "encravam", e sim as bordas ungueais "gordinhas" que as recobrem. As lâminas muitas vezes são tão tenras que chegam a dobrar para cima e até se quebrar. É o momento de começar a massagear as bordas, forçando-as para baixo de forma a liberar as lâminas.

Nos bebês, é aconselhável demorar o máximo de tempo possível para dar o primeiro corte, pois as lâminas são muito finas e, portanto, não chegam a machucar a pele. Quando as lâminas dos pés saírem completamente das pregas, é o momento de cortá-las de forma reta. Para as lâminas das mãos, o ideal é cortá-las no momento em que o bebê começa a se arranhar, e não exatamente quando se apresentam compridas, pois nessa fase elas são como uma película que, ao serem cortadas, engrossam.

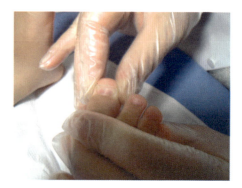

FIGURA 11. MASSAGEM NAS BORDAS UNGUEAIS. OBSERVE A ANATOMIA DOS DEDOS COM AS BORDAS UNGUEAIS GORDINHAS E AS LÂMINAS MUITO CURTAS.

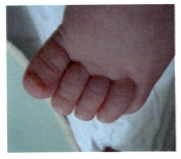 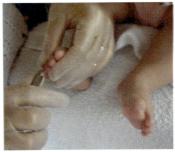

FIGURAS 12 A, B. CORTE DAS LÂMINAS DOS PÉS DE BEBÊS.

CRIANÇAS E ADOLESCENTES

Na adolescência, assim como na fase adulta, algumas meninas usam sapatos da moda, às vezes com saltos e forma inadequados. Até os 10 anos, os saltos não devem ultrapassar 5 centímetros. Também deve ser observada a caixa frontal do calçado para que os dedos acomodem-se com certa folga – aliás, essa é uma orientação saudável para todas as idades.

As meias devem ser calçadas com certa folga na ponta dos dedos, para que, ao calçar os sapatos ou tênis, elas cheguem à posição adequada sem causar desconforto. O solados devem ser, internamente, de material que absorva a transpiração, e externamente de borracha, para a criança não escorregar.

Após a prática de esportes, muitas crianças acabam maltratando e deformando seus pés. Além disso, a maioria usa tênis e meias repetidos de um dia para o outro, sem a devida lavagem das meias e sem o devido descanso dos tênis para arejamento e secagem ao sol – é comum, por exemplo, chegarem da escola, tirarem os calçados e enfiarem meias suadas dentro deles, ou, ainda pior, guardarem dentro de gavetas ou armários sem colocar ao sol ou em área fresca para a secagem do suor.

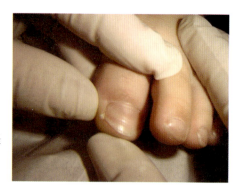

FIGURA 13. PÉ DE UMA CRIANÇA QUE PRATICA JUDÔ. OBSERVAM-SE PEQUENOS TRAUMAS NAS LÂMINAS E QUERATOSES PERIUNGUEAIS POR ATRITO NO TATAME.

É justamente a partir dessa fase, até a segunda juventude, que se dá a maioria dos casos de granulomas, aliando-se esses costumes de falta de higiene com cortes inadequados das lâminas ungueais. A junção desses fatores também forma o quadro perfeito para a infecção dos hálux: sexo masculino (principalmente), jovem, corte inadequado, hormônios em franca "ebulição" na adolescência, situações de estresse físico e mental interferindo na homeostase, etc. Por mais que o podólogo utilize todo o seu conhecimento e a instrumentação adequada, grande parte do sucesso vai depender também do cliente na observância dos autocuidados.

A orientação torna-se mais difícil nessa faixa etária, pois muitos adolescentes tornam-se rebeldes em relação às noções de "certo e errado" e são resistente às informações e à insistência dos pais.

PERFIL DO PODÓLOGO QUE ATENDE CRIANÇAS

O podólogo que atende crianças deve ter conhecimentos teóricos básicos sobre as patologias mais frequentes nessa faixa etária, buscando sempre aprofundar esse conhecimento conforme for se confrontando com os problemas em seu cotidiano. O profissional deve ser paciente, saber lidar com a dor e com os medos, que são frequentes em todas as idades, mas de forma mais comum nas crianças. Também deve explicar os procedimentos em linguagem acessível tanto aos adultos quanto às crianças e trabalhar com certa destreza, pois as crianças se cansam rapidamente.

No tratamento podológico, é imprescindível estabelecer uma relação de amizade e confiança com a criança, conquistando-a sem pressa e sem protocolos, de forma a atenuar o medo e a inibição naturais. Cada criança tem seu jeito de ser, seu tempo. Para estabelecer uma relação sem medos e sem traumas, deve-se respeitar esse tempo. Todo o esforço e as inúmeras tentativas nesse sentido são válidas e compensatórias. Se necessário, pode-se ir até o ambiente da criança em sua casa, fazer o atendimento domiciliar em meio aos seus brinquedos, inicialmente sem jaleco, luvas e outros paramentos, para deixá-la mais à vontade. Outra opção é modificar o ambiente em seu gabinete, tendo alguns artifícios e brinquedos de reserva para distrair e acalmar a criança. Quando a criança se distrai com o ambiente, sente-se mais confiante nas mãos do profissional. Pode-se oferecer a ela objetos de seu interesse (como a lupa) e pedir a ajuda da criança, interagindo com ela. Se a criança for mais tranquila, não haverá problemas em sentá-la na cadeira podológica. Levante e abaixe a cadeira, brincando com ela, sempre com delicadeza, para descontraí-la. Muitas crianças também adoram o *spray* de loção; pode-se ir conversando com elas e aplicando-lhe jatos refrescantes. Essas atitudes facilitarão o desempenho do podólogo sem causar traumas no atendimento.

PERFIL DO CLIENTE QUE PROCURA O PODÓLOGO ESPECIALIZADO EM CRIANÇAS

O medo e a ansiedade são frequentes nos clientes que procuram o tratamento podológico pela primeira vez. No caso do atendimento a crianças, esses sentimentos podem vir em "dose dupla", pois, além das crianças, o podólogo tem de lidar também com os pais ou responsáveis. Este é o momento de se posicionar e dizer: "Mãe/pai, confie em mim e fique tranquilo(a) para que eu possa ajudar seu(sua) filho(a)".

Podologia infantil

10
capítulo

Podologia esportiva*

Na Antiguidade, por muito tempo, as atividades físicas funcionaram como uma forma de garantir a sobrevivência, por meio, por exemplo, de treinamentos para a defesa pessoal, para a caça e para a guerra. Hoje em dia, com as facilidades que a vida moderna proporciona, algumas dessas questões já não são tão necessárias, e, portanto, os homens se tornaram mais sedentários. Isso acarretou várias complicações para a saúde, como a má postura, as alterações circulatórias e a descalcificação óssea.

Com os avanços da medicina e o crescimento de vários segmentos tecnológicos, nos últimos anos o homem também aumentou a sua expectativa de vida consideravelmente, e com isso tornaram-se mais frequentes as doenças que vêm com a idade, como colesterol alto, diabetes, pressão arterial comprometida (hipertensão) e as consequências circulatórias. Sendo assim, as orientações médicas em relação à necessidade de praticar exercícios físicos para auxiliar no controle das doenças e na prevenção de complicações estão sendo cada vez mais frequentes em qualquer faixa etária.

É importante lembrar que o esporte deve ser sempre praticado com a finalidade de manter o corpo e a mente preparados para enfrentar os desafios da vida. A disputa nunca deverá prevalecer a ponto de se tornar o aspecto mais importante, pois ela pode levar a pessoa a deixar em segundo plano a manutenção da saúde, submetendo-se a esforços maiores do que o corpo tolera e provocando danos muitas vezes irreparáveis. Do mesmo modo,

* Este capítulo contou com a colaboração de Alberto de Paula Justino, Carolina de Paula Justino Nogueira e Rogério Mendes Nogueira.

como a prática esportiva transformou-se em uma profissão – por vezes muito lucrativa –, para situar-se entre os melhores e tirar mais proveitos materiais, o indivíduo pode ultrapassar os limites da prudência e acabar tendo, com isso, prejuízos de todos os tipos, principalmente para a saúde.

Além da prática esportiva adotada como profissão, nos dias atuais a atividade física e esportiva também é tida por pessoas das mais diversas camadas sociais como uma das formas encontradas para manter a saúde e ao mesmo tempo realizar algum tipo de lazer. De acordo com uma pesquisa do Ministério do Esporte realizada em 2013, a população mais jovem é a que mais se exercita no Brasil (embora ainda haja uma taxa relativamente alta de sedentarismo no país atingindo todas as idades). Os dados apontam que 25,6% das pessoas praticam algum esporte, como futebol ou vôlei, e 28,5% contam com alguma atividade física no seu cotidiano, seja ela caminhada, corrida ou academia.[1]

Durante essas práticas, que geralmente envolvem intensa atividade muscular e muitas vezes o atrito com o solo, é comum que surjam lesões traumáticas ou podológicas, as quais podem provocar perdas de rendimento nas próprias práticas esportivas, assim como um comprometimento de atividades cotidianas.

O atendimento aos clientes que apresentam patologias decorrentes da prática esportiva requer profissionais com competências diferenciadas para auxiliar no prognóstico dessas patologias e realizar as intervenções necessárias ou fazer o devido encaminhamento ao médico especialista.

A podologia esportiva geralmente está mais focada na prevenção para reduzir as intervenções. O atleta não pode esperar a dor se tornar insuportável para procurar ajuda profissional. O podólogo, por sua vez, deve compreender a carga de exercícios de cada atleta ou praticante de atividade física, e a importância que o esporte tem na vida de cada um. Se a consulta já começa com críticas, certamente o resultado não será bom para nenhuma das partes envolvidas; é preciso que o profissional entenda as necessidades exigidas por cada modalidade física e esportiva e trace uma linha de trabalho e de condutas para que se evitem lesões desnecessárias.

[1] Cf. Ministério do Esporte, "A prática de esporte no Brasil". Disponível em http://www.esporte. gov.br/diesporte/2.html. Acesso em 10/8/2017.

ESPORTE, ATIVIDADE FÍSICA E EXERCÍCIO FÍSICO: CONCEITOS

Por atividade física entende-se qualquer movimento resultante de contração muscular voluntária que leve a um gasto energético acima do repouso, como andar, dançar, subir escadas, jardinar, etc. O exercício físico, por sua vez, supõe um tipo de atividade física mais organizada, que inclui uma frequência, uma duração, uma intensidade, e um ritmo específicos, em determinada velocidade, conforme orientação do educador físico. Exemplos de exercícios podem ser correr, pedalar ou nadar.

Já no esporte, a atividade física envolve o conceito de desempenho, ou seja, a pessoa tenta realizar a tarefa da melhor forma no menor tempo ou no maior número de vezes, de acordo com a modalidade do esporte.

Entre as diversas modalidades esportivas existentes, podemos citar algumas cujos movimentos e posições possuem características específicas, que requerem esforços dos mesmos grupos musculares, por isso, dependendo da intensidade e da frequência, além dos benefícios, essas modalidades também podem ocasionar lesões.

PRINCIPAIS LESÕES

CONTUSÃO NO ESPORTE

Na prática esportiva, os músculos e os tecidos mais lesados costumam ser os dos membros inferiores. A escoriação é a lesão da pele na qual ocorre perda da epiderme, deixando a derme e suas terminações nervosas expostas. É uma lesão extremamente dolorosa e costuma ocorrer em função de pequenos traumas ou do atrito de contato, como cortes, arranhões, perda das unhas, pancadas com edema, bolhas, etc. Dependendo do local da ocorrência, partículas de resíduos podem estar aderidas à derme e os vasos periféricos também podem ter sido lesados.

Podologia esportiva

O procedimento podológico nesses casos consiste em aplicar curativos compressivos para evitar a formação de crostas hemáticas ou purulentas.

A contusão também ocorre pelo impacto durante a prática esportiva, porém os traumas afetam os músculos, geralmente incapacitando o atleta a continuar suas atividades.

Dependendo da modalidade, quando há uma escoriação, é possível dar continuidade à prática; já a lesão provocada pela contusão necessita a cuidados médicos até atingir a recuperação total do local lesionado.

CAMINHADA

Graças à facilidade de ser realizada, a caminhada é uma modalidade comum entre aqueles que procuram praticar atividades físicas em seu cotidiano: ela pode ser executada diariamente ou de forma alternada; ao ar livre (em parques ou praças, na praia, etc.) ou em ambientes fechados (em academias, nas esteiras), com ou sem a supervisão de um *personal trainer*. Também pode ser realizada individualmente ou em grupo, e não exige o uso de equipamentos nem de material específico – porém, o ideal é utilizar tênis confortáveis, com amortecedores que absorvam o impacto provocado pelo movimento, assim evitam-se as lesões nas articulações dos pés e dos joelhos.

Apesar dessa facilidade, a prática do exercício em excesso, sem condicionamento físico e sem critérios, pode gerar algumas lesões. Alguns cuidados devem ser tomados em relação aos pés, como usar meias de algodão, manter as unhas curtas e aparadas e os pés hidratados.

As principais lesões encontradas em decorrência da prática dessa atividade são calos e calosidades na planta dos pés e nos dedos, bolhas, hematomas subungueias, onicofose, onicólise e traumas nas unhas. Nesses casos, o acompanhamento frequente de um podólogo pode amenizar os sintomas, promovendo conforto e segurança para a continuidade do esporte.

FUTEBOL

O futebol é um esporte coletivo que pode ser disputado em campo, em quadra, na areia ou em qualquer lugar de superfície reta com a presença de uma bola. Exige, portanto, relativamente poucos recursos e equipamentos; por isso vem se tornando cada vez mais popular em vários países, mesmo naqueles sem muita tradição nesse esporte.

Por ser uma modalidade esportiva que demanda muitas paradas bruscas, mudanças de direção, velocidade de arranque e saltos, o futebol exige muito dos membros inferiores e das articulações, e portanto os riscos de lesões e de patologias superficiais nos pés são frequentes.

As principais patologias podológicas encontradas em praticantes dessa atividade são hematomas subungueais, calos interdigitais, calosidades, hiperqueratose, onicomicoses e *tinea pedis*.

NATAÇÃO

A natação é um esporte completo que trabalha o corpo todo. Geralmente é praticada individualmente, e são muitos os seus benefícios à saúde. Por ser praticado na água, é mínimo o impacto que o esporte exerce nas articulações e nos ossos – motivo pelo qual é indicado para idosos, gestantes e bebês, embora possa ser praticado por pessoas de qualquer idade. A natação ainda melhora o sistema respiratório, relaxa a musculatura, ajuda o corpo a ganhar resistência, estimula a circulação sanguínea e diminui a frequência cardíaca, retardando o envelhecimento e aumentando a autoestima.

Apesar dos inúmeros benefícios, é necessário ter uma atenção especial ao término de cada sessão, pois períodos constantes dentro da água provocam desidratação da pele, dos cabelos e das unhas. Apesar de não se usar nenhum tipo de calçado nessa atividade, ela também pode causar alterações nos pés e outras patologias podais. Uma delas é o próprio ressecamento excessivo dos pés, provocado por produtos químicos usados no tratamento da água da piscina. Também é comum o nadador apresentar onicomicoses, *tinea pedis, tinea* interdigital e verrugas plantares, por tratar-se de um ambiente propício à contaminação e à proliferação fúngica e viral.

CICLISMO

Hoje em dia, muitas cidades já possuem ciclovias, e mesmo aquelas que não dispõem desse tipo de via oferecem opções para pedalar, como os parques arborizados ou os famosos "calçadões" das cidades praianas. Por ser um exercício aeróbico, assim como a corrida e a caminhada, o ciclismo é ideal para quem precisa queimar calorias, contribuindo para a perda de peso. A atividade também melhora a capacidade cardiovascular e respiratória do ciclista, e trabalha bem os músculos das pernas, além de reduzir o estresse.

O ciclismo, assim como a natação, tem uma vantagem sobre outras atividades aeróbicas, que é a diminuição do efeito da carga de peso corporal sobre a ossatura e sobre os músculos durante a prática do exercício. Mesmo assim, podem ocorrer lesões se não forem tomadas algumas precauções, como o uso de capacete, luvas, roupas e calçados apropriadas; além do cuidado de manter-se hidratado.

As principais patologias podológicas encontradas em praticantes dessa atividade são hematomas subungueais, onicólise, calos dorsais e calosidades na região dos metatarsos. Essas patologias podem ocorrer por várias causas, como o uso de sapatilhas apertadas, a falta de corte as unhas, a falta de proteção adequada para os dedos e o atrito constante com o pedal. Para amenizar as causas, portanto, é necessário verificar o tamanho correto da sapatilha, manter as unhas aparadas, usar proteção específica para a prática de esportes e manter a pele dos pés hidratada.

VOLEIBOL

O voleibol é um esporte bastante conhecido no mundo todo e praticado por diversas pessoas. Assim como qualquer outro esporte, traz inúmeros benefícios para a saúde, principalmente para o coração, pois se trata de uma atividade predominantemente aeróbica. Além disso, desenvolve a agilidade, a flexibilidade e a coordenação motora; fortalece e dá resistência aos músculos e à estrutura óssea pelos impactos a que os praticantes estão sujeitos, principalmente para os saltos, saques e cortadas.

Nessa prática, porém, é comum o aparecimento de lesões e patologias podológicas. As principais são onicocriptose, traumas ungueais no hálux e no quinto dedo, calos interdigitais no quarto espaço e calosidades na região do metatarso. Muitas vezes, o atleta só percebe a lesão após o jogo; portanto, a recomendação é se proteger antes do jogo, utilizando tênis e meias adequadas, de preferência acolchoados por dentro, e realizar uma boa hidratação antes de calçar as meias.

TÊNIS

O tênis é frequentemente associado às classes mais altas, mas também pode ser praticado por todos. Nesse esporte, o indivíduo terá diversos benefícios à saúde, como o aprimoramento da flexibilidade e da coordenação motora, da capacidade aeróbica, da resistência muscular, da concentração, sem falar na perda de calorias.

Não é necessário que seja executado profissionalmente, pois, assim como todo esporte, pode ser praticado somente para sair do sedentarismo ou como diversão. Porém, para iniciar, é preciso ter acompanhamento de um professor especializado; os leigos no esporte precisam aprender a executar a técnica de maneira correta, pois, se o fizerem sem instruções, poderão sofrer contusões. Os principais movimentos realizados nesse esporte são deslocamentos, mudanças de direção, paradas bruscas normais e laterais, corridas e saltos.

As principais patologias podológicas encontradas em tenistas são o espessamento da unha do hálux, causado por trauma repetitivo; onicomicose provocada por trauma, calosidade na região lateral do hálux e do metatarso, onicocriptose e onicofose. O ideal é procurar um podólogo para manter as unhas finas, flexíveis e bem aparadas, com corte correto, para evitar atrito nas freadas bruscas. A calosidade na região lateral do hálux deve ser desbastada sem excesso para que se mantenha uma camada protetora necessária.

Podologia esportiva

LUTAS MARCIAIS

As artes marciais necessitam de muito treinamento e exigem contato físico direto e constante, com técnicas específicas para cada modalidade, como caratê, *tae kwon do, muay thai, kung fu, kickboxing,* jiu-jítsu, judô, entre outras. Não há uma prática que seja considerada a melhor, que proporcione um melhor rendimento físico: tudo depende de como cada esportista se identifica com a modalidade escolhida, pois todas as lutas são bastante movimentadas e seus praticantes terão enormes benefícios, tanto estéticos quanto para a saúde.

A maior parte das lutas ocorre em tatames, com o esportista descalço, e os principais movimentos executados são paradas bruscas, deslocamentos, fricção do pé ao solo, torções, golpes, socos, chutes e técnicas de imobilização do oponente.

As principais patologias podológicas encontradas em praticantes dessas atividades são pele ressecada na planta dos pés e ao redor das unhas, onicofose, traumas ungueais, calosidade plantar e onicomicose. O ideal é manter visitas periódicas ao profissional para prevenção e manutenção dos pés, amenizando o desconforto com as lesões provocadas pelo esporte.

Na sequência de figuras a seguir são apresentadas patologias comuns em praticantes de atividades esportivas.

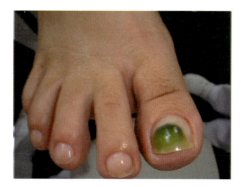

FIGURA 1. TRAUMA UNGUEAL.

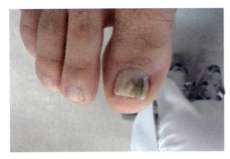

FIGURA 2. ONICÓLISE COM TRAUMA.

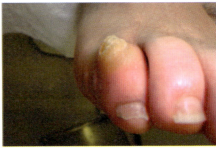

FIGURA 3. CALO DORSAL DO QUINTO DEDO.

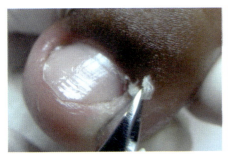

FIGURA 4. ONICOFOSE.

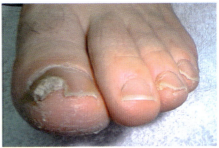

FIGURA 5. ONICOMICOSE COM DESGASTE MEDIAL PROVOCADO POR ATRITO CONSTANTE.

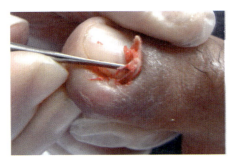

FIGURA 6. ONICOCRIPTOSE.

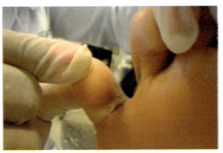

FIGURA 7. FISSURA INTERDIGITAL POR EXCESSO DE UMIDADE.

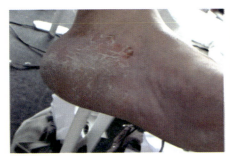

FIGURA 8. TINHA DO PÉ (*TINEA PEDIS*).

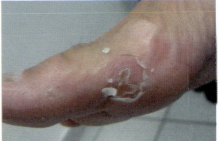

FIGURA 9. BOLHA ROMPIDA.

Podologia esportiva

DANÇA

A dança, além de uma arte, é considerada uma atividade física, uma vez que exige força para executar os movimentos e saltos, mas ao mesmo tempo pede delicadeza nos gestos e no olhar. Ao observar uma apresentação de dança, seja ela de qualquer modalidade – do samba ao balé clássico –, um leigo muitas vezes não consegue imaginar o sacrifício exigido do corpo que está realizando os movimentos para atingir a perfeição. A maioria dos dançarinos, porém, afirma que os sacrifícios valem a pena, pois são vários os benefícios para a saúde e para a mente.

A dança tonifica e define a musculatura; melhora o fluxo sanguíneo; trabalha as articulações; proporciona a reeducação postural; aumenta a flexibilidade e a resistência física; desenvolve a coordenação motora e melhora o eixo de equilíbrio. Além dos benefícios físicos e mentais, também promove interação e socialização.

Em virtude principalmente dos diversos movimentos de fricção e de giros, algumas lesões podológicas podem surgir. As principais são onicocriptose, onicofose, traumas ungueais, bolhas, calos dorsais e calosidades plantares. Sabendo das condições e entendendo as consequências que a atividade provoca nos pés, o podólogo consegue intervir, auxiliar e orientar para que as patologias sejam amenizadas.

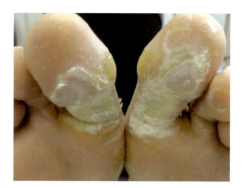

FIGURA 10. BOLHAS APÓS ATIVIDADE DE DANÇA.

BALÉ

O balé é uma dança que exige muito de seus praticantes, em termos de disciplina e também de condição física. Em virtude dos movimentos realizados e das sapatilhas, que muitas vezes possuem ponteiras duras, por exemplo, as bailarinas podem sofrer com unhas quebradas, calos, inflamações, entre outras patologias que podem acometer os pés. Hoje em dia, algumas dessas questões já são suavizadas graças às ponteiras feitas de gel ou silicone, que ajudam a diminuir o impacto com o solo, porém o acompanhamento com um podólogo é sempre indicado.

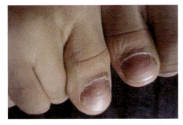
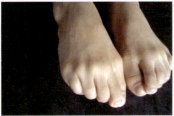

FIGURAS 11 A, B. CLIENTE CUJA FORMAÇÃO DO DORSO DO PÉ FOI ADQUIRIDA PELA PRÁTICA DE BALÉ. OBSERVAM-SE LÂMINAS UNGUEAIS TRAUMATIZADAS, EMBORA TENHA BOA FLEXIBILIDADE NOS ARTELHOS.

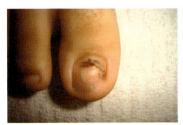
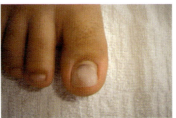
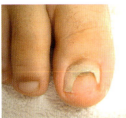

FIGURAS 12 A, B, C. CLIENTE COM LÂMINA LESIONADA EM EXERCÍCIOS DE PONTA NO BALÉ. APRESENTA HEMATOMA. FOI REALIZADO O CORTE DA LÂMINA PARA ALÍVIO DA DOR E A SUBSTITUIÇÃO POR RESINA ACRÍLICA APÓS TOTAL CICATRIZAÇÃO (SETE DIAS DEPOIS). A RESINA ACRÍLICA FOI RETIRADA PARA LIMPEZA DEPOIS DE 35 DIAS E NÃO FOI REPOSTA PARA QUE A LÂMINA PUDESSE "RESPIRAR" (OBSERVE QUE JÁ HAVIA CRESCIMENTO DA LÂMINA). FOI INDICADO ANTIFÚNGICO DE USO TÓPICO À BASE DE MELALEUCA E PRÓPOLIS.

Podologia esportiva

11
capítulo

Podologia geriátrica*

O processo de envelhecimento do corpo começa com a dificulda-de das mitocôndrias em produzir energia, o que acaba gerando resíduos de radicais livres que danificam a própria célula. Além disso, algumas células se multiplicam constantemente, e a cada divisão são perdidos fragmentos de DNA, causando erros genéti-cos que são passados para as células-filhas. Isso acontece até que a célula-mãe não consiga mais se dividir e seja destruída pelo pró-prio organismo. Os danos provocados se acumulam e, aliados à divisão celular desordenada, ajudam a danificar as funções do corpo ao longo do tempo.

Envelhecer, portanto, acarreta o surgimento de alterações ana-tômicas e fisiológicas de vários tipos. Embora muitos encarem de forma negativa, pensando nas perdas que a idade avançada pode causar, é importante ter em mente que esse processo é inevitável e que também pode trazer aspectos positivos, os quais devem ser aproveitados. Por exemplo, o idoso geralmente possui mais tempo disponível para se dedicar à família, principalmente aos netos, pensando talvez na necessidade de recuperar o tempo que não teve na criação dos próprios filhos. Em muitos casos, também tem mais tempo e liberdade para se engajar em atividades de grupo, como viagens para a terceira idade, "baile da saudade", etc., bem como realizar atividades físicas e culturais disponíveis especifica-mente para esse público. Essas ocupações proporcionam ao idoso a sensação de continuar sendo ativo e útil à família e à sociedade.

* Este capítulo contou com a cola-boração de Maria Lucia Bergamini.

Cuidar da saúde como um todo e adotar práticas que diminuam o risco de adquirir doenças e incapacidades funcionais, mantendo a autonomia sempre que possível, também são ações que levam o ser humano a um envelhecimento dito "normal" ou "saudável". Para a pessoa idosa, a independência e a manutenção da capacidade de realizar as atividades da vida diária têm uma relação direta com a saúde dos pés.

Apesar disso, estudos recentes demonstram que, após os 60 anos, em cada grupo de cinco pessoas, quatro queixam-se de dores ou de alguma alteração nos pés. Portanto, o cuidado e a observação do pé da pessoa idosa devem sempre ser uma das preocupações do profissional ou da equipe de saúde que o assiste. Para a família ou para o próprio idoso, também é necessário reforçar a importância do acompanhamento diário de higienização correta, que inclui cuidados como lavar e secar bem os pés, principalmente entre os dedos; observar atentamente qualquer alteração e procurar um especialista sempre que necessário.

O PROCESSO DE ENVELHECIMENTO E O PÉ

Como vimos, o processo de envelhecimento provoca modificações nas estruturas do pé, podendo dificultar a deambulação, aumentar o risco de quedas e, em geral, interferir na qualidade de vida da pessoa idosa.

A deficiência muscular que acontece naturalmente com a idade, por exemplo, gera uma frouxidão ligamentar, a qual pode abalar a estrutura óssea dos pés e provocar deformidades ortopédicas, como dedos em garra, dedos sobrepostos e hálux valgo. Essas deformidades, por sua vez, podem provocar outras patologias podológicas, como calos e calosidades.

A pele frágil e sem elasticidade, que também é característica natural do idoso, pode ficar ressecada, descamada e com fissuras. As unhas também envelhecem e podem tornar-se grossas, estriadas e ressecadas, o que dificulta o corte e aumenta o risco de encravarem; ou também podem ficar muito finas, desidratadas e quebradiças.

Essas alterações podem ou não provocar dores, mas o resultado final delas é uma marcha ineficaz e insegura. Por exemplo, as unhas mal aparadas, o hálux valgo, as calosidades e as deformidades dos dedos (artelhos) eventualmente não causam dores, porém interferem no uso funcional dos calçados e provocam alterações da informação proprioceptiva do pé em contato com o solo, resultando em má qualidade da marcha e predisposição para quedas (TINNETI & SPEECHLEY, 2002).

Alguns estudos demonstram que há uma forte relação entre as alterações nos pés e a predisposição para quedas, que, além da elevada mortalidade, apresentam alta morbidade, por causa das sequelas das lesões ou das fraturas e do medo de cair novamente. Tudo isso constitui um grave limitante funcional, levando o idoso a atingir diferentes níveis de dependência (ROCCO, 2000).

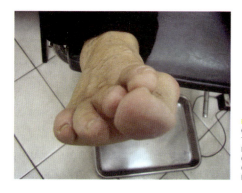

FIGURA 1. PÉ DE IDOSO COM DEDOS SOBREPOSTOS. TAIS SINTOMAS ATRAPALHAM MUITO A DEAMBULAÇÃO, GERANDO ALTO RISCO DE QUEDA, E TORNAM MAIS DIFÍCIL ENCONTRAR O CALÇADO IDEAL.

Além disso, doenças sistêmicas – como artrite, artrose, diabetes e disfunções circulatórias – comumente apresentadas por idosos provocam dores, edemas, rigidez articular e falta de sensibilidade nos pés, e podem evoluir para ulcerações e gangrenas distais. Na doença arterial periférica, por exemplo, observam-se os seguintes sintomas:

* aumento da dor quando se ergue o membro inferior;
* diminuição da temperatura do pé em relação à do joelho;
* rubor.

A associação de rubor intenso e extremidade fria é sempre um sinal de gravidade. O rubor ainda pode evoluir para palidez e cianose, indicando piora do quadro. Nesses casos, o encaminhamento ao médico deve ser imediato.

Na doença venosa, por sua vez, os pés podem apresentar sintomas como calor, prurido e queimação. A elevação do membro inferior alivia o desconforto, que, via de regra, é provocado por varizes e flebites antigas localizadas no terço inferior da perna e regiões de dermatite e fragilidade cutânea (PINTO, 2002).

A anquilose da articulação tibiotarsal é um evento comum na pessoa idosa que está acamada ou que faz uso de cadeira de rodas, e surge a partir de posições antálgicas, complicações da insuficiência venosa crônica, hemiplegia e ulcerações que produzem retrações ligamentares e fixam o pé em posições viciosas.

Na doença reumatológica, o sinal clínico é a dor que surge quando se faz repouso. Outra característica do pé reumatológico é a rigidez matinal das articulações. Diante dessa suspeita, o profissional deve avaliar a capacidade do paciente de realizar uma atividade motora, como manipular um botão ou dar um laço. Existe uma relação direta entre a incapacidade manual e o problema nos pés.

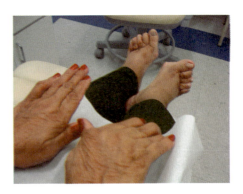

FIGURA 2. PÉ REUMÁTICO.

PÉ DIABÉTICO

De acordo com os dados da Sociedade Brasileira de Diabetes, 33% da população brasileira com idade entre 60 e 79 anos tem diabetes ou alguma alteração relacionada à glicose.[1] Por isso, é muito importante que o especialista em podologia geriátrica

[1] Cf. Governo do Brasil, "Diabetes". Disponível em http://www.brasil.gov.br/saude/2012/04/diabetes. Portal Brasil, 29 jul. 2014. Acesso em 10/08/2017.

possua amplos conhecimentos sobre o assunto e conheça bem a forma de tratar os pés de idosos acometidos pela doença.

Como vimos no capítulo 7, alguns problemas encontrados nos pés não acarretam maiores danos nas pessoas saudáveis, mas nos diabéticos podem levar a complicações mais sérias. Se não tratados, pequenos ferimentos são capazes de evoluir para celulite, abscesso e gangrena. Uma das complicações mais temidas da diabetes é a perda de uma perna ou de um pé: de todas as amputações não traumáticas, 51% ocorrem em diabéticos em virtude de complicações relacionadas à doença. Na maioria dos casos, isso pode ser evitado com tratamentos e prevenção.

A falta de sensibilidade protetora, conhecida como neuropatia motora, também é uma complicação do pé diabético e permite que as pessoas tolerem calçados desconfortáveis, tornando-as propensas a sofrer traumas, fraturas e doenças articulares. A neuropatia motora causa, ainda, a disfunção muscular intrínseca do pé, resultando em deformidades como dedos em garra ou em martelo e subluxação das articulações metatarsofalângicas. As consequências são a formação de áreas de pressão anormal, bem como de calos e ulcerações na região plantar.

No que diz respeito às úlceras, no pé diabético elas geralmente são causadas por uma combinação de fatores, como neuropatias, pequenos traumas, infecções, alterações ungueais, entre outros. As úlceras isquêmicas tendem a ocorrer mais comumente ao longo dos dedos e na face dorsal do pé, e não na superfície plantar (PAPARELLA, 2003).

PERFIL DO PODÓLOGO GERIATRA

O atendimento ao idoso muitas vezes se mostra complexo e, por isso, para trabalhar com podologia geriátrica, são necessários profissionais experientes que entendam as necessidades e as expectativas de um cliente que se encaixa nessa faixa etária.

É imprescindível que esses profissionais sejam gentis, pacientes, amáveis, e que saibam distinguir as dores da idade e da mente das dores físicas dos pés. Também é essencial que tenham conhecimento abrangente sobre as patologias características de um cliente geriátrico, como diabetes, doenças circulatórias, reumáticas, neurológicas, entre outras.

PERFIL DO CLIENTE QUE PROCURA O TRATAMENTO DE PODOLOGIA GERIÁTRICA

Em geral, é comum que o profissional responda primeiramente a um familiar ou cuidador responsável pelo idoso. Porém, é importante não deixar de demonstrar seu interesse pelo próprio cliente idoso, dando primeiro a ele as informações sobre o procedimento e sobre a conduta de trabalho, evitando tratá-lo como criança ou incapaz.

O que esse cliente mais procura é conforto para os seus pés e, principalmente, respeito e atenção, então deixe-o falar à vontade e não discorde diretamente de suas ideias. Lembre-se também que ele já viveu bastante para refletir e tirar as suas conclusões a respeito dos assuntos.

CONCLUSÃO

As alterações observadas nos pés das pessoas idosas em geral são de caráter estrutural, mas, se não forem devidamente tratadas, acabam por comprometer o desempenho funcional e determinar consequências nefastas, que vão desde a instalação de incapacidades, principalmente pelo comprometimento da mobilidade, até o favorecimento de quedas e suas sequelas, colocando em risco a independência desses indivíduos.

As limitações físicas, como a dificuldade visual, a diminuição da mobilidade articular, as alterações da coluna, a obesidade, entre outras, muitas vezes levam a um descuido dos pés, provocando também situações de constrangimento e vergonha, pois o paciente evita expor os pés durante o exame clínico. É importante que o idoso e a pessoa responsável por ele tenham consciência dos problemas e dos agravos na saúde que a falta de cuidado com os pés podem acarretar.

Muitas deformidades e patologias encontradas nos pés da pessoa idosa podem ser efetivamente controladas e tratadas, por isso, espera-se que a população e os sistemas de saúde se familiarizem cada vez mais com os recursos disponíveis na podologia, que deve sempre oferecer opções terapêuticas e um atendimento humanizado.

12
capítulo

Podologia estética

O podólogo que cuida da estética dos pés segue alguns conceitos e possui um olhar diferenciado dos profissionais que atuam em outras áreas da saúde dos pés. O que precisa ficar claro é que, independentemente da especialidade, todos desejam o bem-estar de seus clientes, então devemos partir do princípio de que a estética pode e deve ser associada à saúde, visando à qualidade de vida do cliente. Hoje em dia temos cada vez mais profissionais ligados à estética que buscam conhecimentos específicos para aprimorar o tratamento com a preocupação de também manter a saúde dos pés.

Nos últimos anos, com base na experiência em ensino profissionalizante e nas tendências mercadológicas, observamos que o público também está cada vez mais atento às exigências de saúde e segurança, buscando por profissionais que trabalhem em conformidade com essas normas e condutas, apresentando um trabalho técnico e uma nova postura que se preocupe com a saúde além da estética.

CONDUTA DO PODÓLOGO QUE ALIA SEU TRABALHO À ESTÉTICA

Quando atuar nos contornos das unhas na região distal e nos contornos do eponíquio, o podólogo deve ficar atento principalmente ao alinhamento das pregas periungueais, à região distal da unha e ao eponíquio. A higienização correta das unhas deve manter a estética sem alterar tipos e formatos das lâminas. Não se deve esquecer, também, que a hidratação tanto dos pés como das unhas evita o surgimento de escamas, padrastos (peles soltas na região das pregas ungueais e eponíquios) e ressecamentos, além de apresentar uma aparência de beleza e saúde.

O podólogo que trabalha associando podologia e estética costuma seguir algumas ações específicas como procedimento, como:

* **Eponíquio:** o profissional deve ficar atento e realizar um procedimento não invasivo, evitando o descolamento do eponíquio e da lâmina ungueal para não provocar lesões nem a penetração de fungos e bactérias na região, os quais são grandes causadores da paroníquia e das atrofias ungueais.

* **Pregas periungueais:** merecem uma atenção especial no momento de sua remoção, pois não devem ser retiradas em excesso. Deve-se evitar o uso constante de alicates, assim a região não ficará "picoteada" nem apresentará edema no local.

* **Lâminas ungueais:** devem ser cortadas curtas, acompanhando a borda livre e o formato do dedo. O profissional deve ficar atento para evitar resíduos, pontas e espículas.

* **Lixamento:** o profissional deve ficar atento à espessura da lâmina para determinar a gramatura da lixa. É necessário usar a lixa em sentido uniforme e constante, sem alternar movimentos circulares e transversais, para manter a uniformidade em sua superfície.

* **Esmalte:** o uso do esmalte não é um fator prejudicial desde que a cliente seja bem orientada sobre os cuidados essenciais para manter um aspecto bonito e saudável das unhas. O profissional deve orientá-la a não manter o esmalte por mais de sete dias consecutivos para evitar contaminação fúngica superficial, a qual é ocasionada pelo ressecamento que o esmalte envelhecido provoca. A cliente deve retirar o esmalte com pelo menos três dias de antecedência antes de

uma nova aplicação, e nesse período deverá hidratar as lâminas e o eponíquio com óleos hidratantes específicos para manter uma aparência sempre saudável.

* **Polimento:** o polimento das lâminas ungueais pode ser uma alternativa para evitar o uso do esmalte por longos períodos, pois, além de conceder uma aparência saudável e bonita, também forma uma película de proteção contra a agressão de agentes químicos.

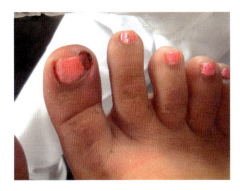

FIGURA 1. A ESTÉTICA ALIADA AO EXCESSO DE RETIRADA DE EPONÍQUIO PODE PROVOCAR LESÕES DESNECESSÁRIAS E RESSECAMENTO NA LÂMINA UNGUEAL, FACILITANDO A CONTAMINAÇÃO FÚNGICA.

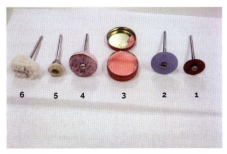

FIGURA 2. *KIT* COMPLETO DE POLIMENTO. DA DIREITA PARA A ESQUERDA: (1) DISCO DE LIXA DE GRAMATURA 200 PARA LIMPAR A SUPERFÍCIE DA PLACA UNGUEAL; (2) DISCO DE SILICONE PARA ELIMINAR RANHURAS DEIXADAS PELA LIXA; (3) MASSA DE POLIMENTO; (4) DISCO DE CAMURÇA PARA REALIZAR FRICÇÃO COM A PASTA E PROMOVER O BRILHO NA PLACA UNGUEAL; (5) ESCOVA PARA ELIMINAR OS RESÍDUOS DE PÓ; (6) DISCO DE FELTRO PARA DAR ACABAMENTO E REALÇAR O BRILHO DO POLIMENTO.

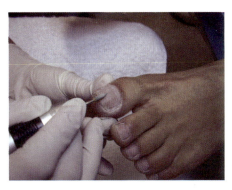

FIGURA 3. BROCA DE SILICONE PARA TIRAR RANHURAS DEIXADAS PELO LIXAMENTO.

Podologia estética

A sequência de fotos a seguir demonstra alguns passos do procedimento de polimento das lâminas ungueais.

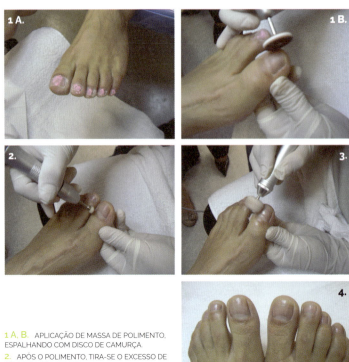

1 A, B. APLICAÇÃO DE MASSA DE POLIMENTO, ESPALHANDO COM DISCO DE CAMURÇA.
2. APÓS O POLIMENTO, TIRA-SE O EXCESSO DE PÓ COM A ESCOVINHA.
3. POLIMENTO FINALIZADO COM DISCO DE FELTRO.
4. ASPECTO DAS LÂMINAS APÓS O PROCEDIMENTO.

PERFIL DO PODÓLOGO ESPECIALIZADO EM ESTÉTICA

Para traçar o perfil desse profissional, deve-se primeiramente levar em conta a habilidade manual, que é um fator fundamental quando se fala em estética e harmonia. O podólogo especializado em estética deve, ainda, possuir habilidade com as técnicas de correção de unhas com órteses e resina acrílica, bem como amplo conhecimento sobre as principais patologias das unhas, de forma a poder alinhar a estética à saúde e ao conforto do cliente.

O profissional deve ter boa aparência e espírito jovem, deve vestir-se bem (sem exageros) e manter uma higiene adequada. Também deve ser educado e cortês, e sempre buscar entender a complexidade do ser humano em relação à vaidade.

Esse profissional pode atuar principalmente em salões de beleza de alto nível, *spas,* hotéis, clínicas especializadas ou em atendimento *home care*. Atualmente esta é uma área de especialidade em ascensão.

PERFIL DO CLIENTE QUE PROCURA O PODÓLOGO ESPECIALIZADO EM ESTÉTICA

Como vimos, quando os clientes procuram um podólogo especializado em estética, buscam a boa aparência aliada ao conforto e à saúde, não se importando que para isso tenham que pagar um preço mais alto que o habitual. Geralmente são pessoas que valorizam bastante o trabalho estético, muitas vezes seguindo as tendências da moda, e ficam satisfeitas com o resultado que alie beleza e saúde física.

13
capítulo

Podologia ocupacional e podologia hospitalar

A PODOLOGIA NAS EMPRESAS

Hoje em dia, um funcionário constitui um ativo para a empresa, porém mantê-lo também exige altos custos. Instrução, treinamento, atualização, equipamentos de trabalho e de proteção individual, assistência médica e odontológica, além da remuneração e dos encargos sociais – todos esses elementos representam um gasto elevado para a direção da empresa. Como consequência, o empregador entende que o trabalhador deve ser protegido para garantir sua plena produtividade. A indústria está se conscientizando de que, em muitos aspectos e questões que antes preferia ignorar, a eficácia do empregado melhora com qualidade de vida, com lazer e com um bom estado de saúde, considerado como um todo: físico, mental e psíquico. Inclui-se então a saúde dos pés, principalmente de trabalhadores que ficam por longos períodos uniformizados (com botas de borracha, por exemplo), em pé, etc.

Dessa forma, o ideal seria que as ocorrências no trabalho que afetam os pés recebessem cuidados de um especialista, como o podólogo, o qual também poderia atuar na supervisão desses cuidados e na prevenção de patologias dos pés.

Muitas alterações e patologias dos pés são decorrentes das características de cada indústria e dos setores de trabalho. Tais alterações, se tratadas com negligência, podem levar a ausências dos funcionários e a frequentes trocas de postos de trabalho, e um dos maiores custos dentro de uma empresa constitui justamente a troca constante dos empregados. Dependendo da empresa, deve-se levar em conta que, em uma seção de trezentas pessoas, pode haver uma perda de quinze pessoas em média em virtude de disfunções nos pés e outras lesões. O controle podológico, nesses casos, permite diminuir o número de pessoas que trocam de trabalho em 50% (pesquisa efetuada em empresas argentinas de grande porte). Ao manter o controle, reduz-se o custo.

O êxito industrial baseia-se em métodos, materiais e funcionários, sendo que o mais importante desses três elementos é o funcionário. O método e os materiais são constantes, porém os funcionários são substituídos. As patologias dos pés constituem um grande fator de afastamentos e demissões. A podologia ocupacional, portanto, exerce um papel importante no bem-estar do trabalhador.

Um programa de saúde podológica desenvolvido nas empresas pode minimizar gastos desnecessários e apresenta diversas vantagens, como:

* divisão de responsabilidade entre a empresa e o funcionário;
* redução do grau de risco industrial e comercial;
* diminuição do número de baixas e ausências por doenças graças à prevenção de lesões nos pés;
* menor índice de doenças simuladas, devido à antecipação de avaliação das extremidades;
* conscientização dos riscos de trabalho e menor probabilidade de acidentes;
* redução dos gastos com indenizações por problemas nos pés ao reduzir o número de lesões laborais;
* diminuição de queixas;
* maior produtividade entre os empregados, sendo possível até reduzir a equipe;
* elevação da moral dos empregados graças ao programa de cuidado com os pés.

Para organizar um programa de saúde dos pés, é necessário observar as seguintes etapas:

1. Exame admissional de todos os funcionários.
2. Educação.
3. Prevenção.
4. Tratamento.

Nesse sentido, são apresentados a seguir alguns elementos da podologia ocupacional que devem ser contemplados no programa.

A avaliação deve ser feita:

* antes da admissão do funcionário;
* na consulta periódica de prevenção;
* em tratamentos de emergências.

Os registros do profissional responsável pela saúde dos pés devem conter:

* uma avaliação sobre o estado de saúde físico, mental, nutritivo, etc. do funcionário;
* apontamentos sobre os riscos ocupacionais.

A inspeção dos riscos do trabalho deve ser realizada pelo podólogo com as seguintes finalidades:

* determinar os riscos ocupacionais existentes;
* conferir com frequência os calçados, meias, assim como os vestiários, para desenvolver recomendações específicas sobre medidas de segurança, calçados, tipos de solado e palmilha, etc.

É importante a colaboração do podólogo com os departamentos de saúde e higiene para essa ação.

A atuação podológica deve abranger:

* cuidados gerais – calos, calosidades, onicopatias, profilaxia, proteção e prevenção, etc.;
* correção das lâminas ungueais;
* cuidados de emergência, em virtude de intercorrências ocupacionais e não ocupacionais dos pés.

A educação dos funcionários deve ser desenvolvida por meio de:

* recursos audiovisuais: filmes, instruções fixadas em quadros de avisos, cartazes, panfletos, etc.;
* adequação do funcionário no posto de trabalho;
* palestras e demonstrações a enfermeiros, médicos, diretores, supervisores e outros responsáveis pela segurança e higiene da empresa;
* artigos informativos em boletins da empresa;
* estímulo e orientação dos funcionários a manter os cuidados com os pés;
* preparação de calçados seguros (principalmente calçados de segurança industrial).

Sempre que possível, é importante reforçar a orientação do funcionário, insistir constantemente em sua segurança e no cuidado com os pés.

A amplitude da terapêutica podológica na indústria depende da compreensão da direção e dos serviços organizados. Na indústria, além de prevenir e tratar alterações podais, o podólogo pode ainda proporcionar assistência auxiliar a diabéticos, pessoas com alterações vasculares, dermatológicas periféricas, ortopédicas, etc. – são casos que, após observação, deverão ser encaminhados ao médico especialista.

A ação do podólogo ocupacional também está relacionada aos equipamentos e ao espaço disponível. Portanto, deve ser estabelecido um contrato escrito entre o podólogo e a empresa para definir as necessidades do serviço prestado.

PERFIL DO PODÓLOGO OCUPACIONAL

Para atuar como podólogo ocupacional é necessário ter um ótimo conhecimento sobre a anatomia dos pés e de suas patologias ortopédicas e superficiais, bem como sobre onicocriptose, calos, calosidades e patologias causadas por microrganismos.

Também é preciso conhecer e entender as necessidades do uso dos calçados específicos utilizados por operários na indústria, avaliando se essas pessoas estão utilizando corretamente esse item de EPI. É necessário verificar se o trabalhador tem condições de usar o calçado de segurança ou então confeccionar proteção de órtese ou prótese para auxiliar no uso.

PERFIL DO CLIENTE QUE UTILIZA O SERVIÇO DE PODOLOGIA OCUPACIONAL

O podólogo não deve se esquecer de que o cliente inicial em uma indústria são os diretores e os gerentes (chefias). Como vimos, o objetivo desses gestores é ter menos despesas com o pessoal de produção por meio da redução de dispensas médicas (geradas por patologias nos pés), de processos trabalhistas (por uso inadequado de equipamento de proteção para os pés) e de demissões de profissionais treinados e capacitados pela empresa. A atuação do podólogo auxilia a evitar, assim, que ocorram mudanças constantes em suas equipes, as quais são fatores que prejudicam a produção e o cumprimento de metas. Esses chefes visam, portanto, ao maior conforto da sua equipe, o que eleva a moral e a produção.

Os operários, por sua vez, beneficiam-se muito com os cuidados recebidos pelo podólogo, pois mantêm o controle da saúde dos pés, evitando a contaminação por micro-organismos que causam patologias como onicomicose, *tinea pedis* e *tinea* interdigital, bromidrose, entre outros.

PODOLOGIA HOSPITALAR

Atualmente, ainda é muito questionada a inserção do profissional de podologia em dependências hospitalares. Na realidade, o que acontece é que os hospitais são mais usados como centro de formação de profissionais na área do pé diabético, sendo que o ideal seria o profissional trabalhar no hospital em equipe multidisciplinar, exercendo seu conhecimento para assegurar o atendimento podológico, visando à saúde dos pés e ao bem-estar do paciente que procura o atendimento hospitalar.

Algumas tentativas de inserção do profissional de podologia em unidades hospitalares estaduais e municipais não tiveram êxito por causa de exigências de formação (como auxiliar e técnico de enfermagem) e, principalmente, por questões salariais. Também há tentativas de inserção em unidades básicas de saúde (UBS), mas estas muitas vezes esbarram na necessidade de autorização de médicos e responsáveis. São autorizadas apenas palestras informativas de prevenção e cuidado com os pés, que colaboram para a divulgação do trabalho do podólogo. Para conseguir obter um espaço de trabalho nesses locais também é necessário ter a formação de técnico ou auxiliar de enfermagem.

Alguns profissionais são contratados pela família, por indicação médica ou da equipe de enfermagem, para prestar o atendimento podológico em pacientes internados. Nesses casos, o hospital autoriza a entrada, sem fazer objeção ao trabalho do podólogo. Esse tipo de atendimento requer uma atenção especial pela dificuldade de acomodação do profissional seguindo as normas e regras do hospital e tem característica de atendimento *home care*. Porém, poucos hospitais mantêm podólogos inseridos em suas dependências para atendimento a seus funcionários, por exemplo. O custo do serviço prestado é responsabilidade do funcionário que procura o atendimento. Nesse caso, a especificidade do atendimento executado não é hospitalar, e sim ocupacional.

14

capítulo

Atendimento a pessoas com deficiência e outras patologias

Segundo a legislação brasileira, é considerada pessoa com deficiência aquela que possui alguma limitação ou incapacidade para o desempenho de suas atividades, podendo apresentar uma deficiência física, auditiva, visual, mental, entre outras.[1] Essas deficiências podem ser ocasionadas por causas diversas, como condições genéticas, acidentes, patologias degenerativas, deformidades, etc. Podem ser de caráter permanente ou não, e atingem todas as faixas etárias.

O cliente que apresenta algum tipo de deficiência necessita de atendimento podológico diferenciado, ou seja, que foge de condições e padrões convencionais. Se o podólogo se propõe a atender esse público, ele deve se adequar e se preparar para enfrentar situações adversas em relação a espaço físico, posição e método de trabalho.

DEFICIÊNCIA FÍSICA

Esse tipo de deficiência se caracteriza por uma alteração completa ou parcial de um ou mais membros do corpo humano, levando ao comprometimento de funções físicas. Excetuam-se as deformidades estéticas e as que não produzam dificuldades para o desempenho de funções – por exemplo, a perda de um dedo do pé não altera sua capacidade funcional (mas mesmo assim continua sendo uma deformidade física).

[1] Cf. Decreto nº 5.296, de 2 de dezembro de 2004. Disponível em http://www.planalto.gov.br/ccivil_03/_Ato2004-2006/2004/Decreto/D5296.htm. Acesso em 11/8/2017.

No atendimento podológico ao cliente com deficiência física, é importante se adequar às necessidades, tanto do cliente quanto do podólogo. Em relação à acessibilidade, é importante haver espaço adequado e largura de portas para acomodar a cadeira de rodas, bem como a ausência de degraus.

Pode ser que não haja condições de transferir o cliente para a cadeira podológica; nesse caso, o atendimento deverá ser realizado na própria cadeira de rodas. Recomenda-se que o procedimento seja direcionado, prático, rápido e eficiente para evitar o desgaste emocional do cliente e o desgaste físico do profissional.

DEFICIÊNCIA MENTAL OU INTELECTUAL

A deficiência intelectual refere-se ao funcionamento cerebral significativamente inferior à média, apresentando níveis de comprometimento leve, moderado, grave ou profundo no comportamento adaptativo. Quanto maior o grau de comprometimento, maior a dificuldade cognitiva. Na deficiência mental, o que é mais evidenciado é a incapacidade de se manter em sociedade sem supervisão assistida.

No atendimento podológico a clientes que apresentam deficiência mental, é necessário analisar as condições apresentadas, bem como o comportamento do cliente e do acompanhante; tomar cuidado com temas de conversa que possam constranger tanto pais como acompanhantes, e evitar comentários que geram polêmica. O podólogo deve mais ouvir do que falar. Qualquer orientação quanto ao cuidado com os pés da pessoa atendida deve ser feita diretamente aos pais ou responsáveis, respeitando o grau de deficiência do cliente.

A sequência de fotos mostra algumas características comuns encontradas em clientes com deficiência. Na maioria dos casos, esses clientes apresentam a pele dos pés fina e fragilizada e, quando não recebe uma higienização adequada, esta fica ainda mais suscetível à contaminação por fungos, tanto nas unhas como nos espaços interdigitais.

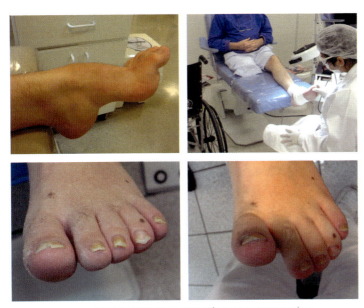

FIGURAS 1 A, B, C, D. AS FOTOS APRESENTAM, NA SEQUÊNCIA, EM SENTIDO HORÁRIO: PÉ COM EXCESSO DE CURVATURA DO ARCO PLANTAR, QUEDA DE METATARSO E DEDOS EM MARTELO; CLIENTE COM AMPUTAÇÃO DO MEMBRO INFERIOR DIREITO E LESÃO NO CALCÂNEO DO PÉ ESQUERDO; PÉ COM UNHAS FRAGILIZADAS, DESIDRATADAS E QUEBRADIÇAS; PÉ COM DESALINHAMENTO DOS DEDOS.

OUTRAS PATOLOGIAS E CONDIÇÕES

ACIDENTE VASCULAR CEREBRAL

Quando um acidente vascular cerebral atinge os movimentos dos membros inferiores, o indivíduo pode apresentar vários graus de limitação, desde aqueles com leve dificuldade de deambulação até pessoas que não conseguem realizar nenhum tipo de movimento com os pés e, portanto, fazem uso da cadeira de rodas para se locomover.

No atendimento, o profissional deve primeiro observar as características apresentadas: não existem regras definidas para tratar um cliente que tenha sofrido o AVC, uma vez que a patologia pode se apresentar de várias maneiras. Por exemplo: se a deficiência atinge todo o membro inferior, os pés provavelmente apresentam pele fina e brilhante, atrofia muscular e lâminas ungueais finas; nesse caso, o procedimento se restringe ao corte correto das lâminas ungueais. Se a deficiência possibilita algum tipo de movimento para deambulação, devem ser observados quais são as restrições e o comprometimento nos pés. No desbaste de uma calosidade, o profissional deve deixar uma margem de segurança por se tratar de uma região de atrito constante.

AMPUTAÇÕES

Quando um cliente apresenta amputação de um dos membros inferiores, por qualquer que seja o motivo, deve-se levar em conta o estado psicológico da pessoa, principalmente sua disposição em tocar no assunto da causa da amputação. Por isso, o profissional deve ter cuidado e, se for o caso, se restringir somente às informações necessárias para a conduta no procedimento.

Na região amputada, podem aparecer dois tipos de calosidade: as que surgem na cicatriz, geralmente vascularizada e inervada, que devem ser desbastadas com margem de segurança; e as que surgem em regiões de atrito, de acordo com a adaptação do pé na deambulação, que devem ser desbastadas totalmente para aliviar incômodos e evitar a formação de vascularização e inervação no local.

ALZHEIMER

A doença de Alzheimer é degenerativa, sendo a forma mais comum de demência. Cada paciente desenvolve a doença de forma única, porém existem pontos em comum, e o principal deles é a perda de memória. Muitas vezes os sintomas são confundidos com outros fatores, como o avanço da idade ou o estresse, principalmente no início da patologia.

A degeneração progressiva dificulta a independência do indivíduo, que pode vir a apresentar, por exemplo, dificuldades de linguagem, o que compromete sua comunicação verbal com o podólogo. Durante a sessão, também é comum que o cliente com Alzheimer retome o mesmo assunto inúmeras vezes, ou então que nem reconheça o podólogo. Além disso, a realização de tarefas simples do dia a dia pode se tornar cada vez mais difícil para o cliente, o que inviabiliza o cuidado com a higiene, inclusive dos pés. Em todos esses casos, o podólogo deve sempre orientar o responsável ou o cuidador, já que o cliente não terá condições de seguir os cuidados prescritos.

PARKINSON

O mal de Parkinson é um distúrbio neurológico crônico que afeta a região do cérebro que comanda os movimentos voluntários. Costuma se manifestar por volta dos 50 ou 60 anos de idade e se desenvolve gradualmente. No início, o indivíduo pode apresentar pequenos tremores nas mãos, mesmo que elas estejam em repouso, e movimentos involuntários da cabeça. Os músculos faciais podem se tornar inexpressivos e os olhos fixos, sem muitos movimentos.

À medida que a doença progride, os tremores musculares podem afetar o corpo todo; a marcha fica lenta e arrastada, com tendências de inclinação para a frente. A fadiga e as tensões emocionais tendem a agravar os sintomas. Contudo, o Parkinson não afeta a mente, e, portanto, se o paciente realizar alguma atividade, principalmente de natureza intelectual, em muitos casos ele pode continuar trabalhando por muitos anos.

Durante o procedimento podológico de um cliente que apresenta os sintomas de Parkinson, é necessário que o profissional seja rápido e eficiente; os movimentos com instrumentos perfurocortantes devem ser precisos, pois a qualquer momento os tremores involuntários podem se tornar intensos e dificultar a ação do profissional. É importante ser pontual e evitar prolongar a permanência do cliente dentro e fora do gabinete, para evitar o desgaste físico e emocional de ambas as partes.

CONSIDERAÇÕES FINAIS

Quando o podólogo atender clientes com as patologias mencionadas ou ainda outros tipos de patologias que restrinjam as funções físicas ou mentais, como doenças neuromusculares, lesão medular, paralisia infantil, lesão cerebral, miopatias, reumatismos, má-formação congênita, etc., sua atuação no atendimento deve sempre respeitar as condições de mobilidade e a involuntariedade de movimentos de cada caso específico. Deve-se, ainda, ajustar a posição de trabalho conforme a necessidade do cliente.

O procedimento podológico deve ser básico, prático, rápido e eficiente, observando a queixa principal e tentando resolver o caso em uma única sessão, de forma a limitar os retornos e evitar a interrupção na rotina do cliente.

É necessário que o profissional tenha noção das principais patologias relacionadas com a deficiência e associe as patologias podológicas existentes, traçando uma linha de conduta para executar o procedimento.

Por fim, também é importante ressaltar que, em casos diferenciados que comprometam a circulação sanguínea e ou que causam inflamações crônicas ou agudas, deve ser indicado o acompanhamento médico.

15
capítulo

Técnicas: hidratação podal e massagem relaxante podológica*

ESTRUTURA E FUNÇÕES DA PELE

A pele é um órgão que faz parte do **sistema tegumentar**, o revestimento exterior do corpo, e desempenha diversas funções. Ela funciona como uma capa protetora, forte e flexível, sem a qual a vida se tornaria impossível, pois constitui uma barreira contra a invasão de micro-organismos e contra traumas externos, sendo responsável pela preservação dos demais tecidos e órgãos que reveste. Além disso, a pele ajuda a regular a temperatura do corpo, eliminando o excesso de calor por meio da transpiração ou reduzindo a perda de suor por meio da constrição dos vasos sanguíneos.

A pele não é uniforme em toda a sua superfície e algumas características se adaptam de acordo com as zonas do corpo e com as funções que cada uma tem que desempenhar. No que diz respeito aos pés, por exemplo, é possível verificar que a pele do dorso do pé é lisa, fina e rica em folículos pilosos. É desprovida quase por completo de tecido celular subcutâneo, através do qual conseguimos perceber com facilidade os relevos ósseos e tendíneos por meio de um exame visual e de palpação. Já a pele da região plantar é mais dura e espessa, pois a camada córnea é mais desenvolvida e não possui folículos pilosos; mas, em contrapartida, possui glândulas sudoríparas em abundância. O tecido celular é mais espesso do que na face dorsal e mais fino na região do mediopé e do antepé em relação ao calcâneo. O tecido adiposo encontra-se contido em células fibrosas que impedem o seu achata-

* Este capítulo contou com a colaboração de Elke Xavier Ferreira.

mento, e é entremeado de veias, artérias e capilares sanguíneos. Nos pés encontram-se também bolsas serosas que têm a função de ser amortecedores da pressão exercida sobre os pés.

GLÂNDULAS SUDORÍPARAS

São estruturas formadas por tecido epitelial; assemelham-se a tubos muito finos que se enovelam no interior da derme e cuja saída na camada córnea forma o poro. São responsáveis pela produção do suor (sudorese), por meio da qual participam da termorregulação do corpo e da eliminação de determinadas excreções, como sais minerais, ureia, ácido úrico e outras substâncias provenientes do sangue.

A sudorese é controlada por mecanismos nervosos que garantem a manutenção da temperatura do organismo (chamada de homeostase térmica orgânica). O ser humano possui 2,6 milhões de glândulas sudoríparas, as quais se distribuem por todo o corpo, mas encontram-se em maior número em determinados locais, como as axilas, as palmas das mãos e as plantas dos pés. Mais de 96% delas estão localizadas nos pés e produzem cerca de 250 mililitros de umidade por dia.

A produção de umidade em excesso pela pele é denominada hiperidrose. A transpiração excessiva nas palmas das mãos e na planta dos pés incomoda muito e expressa um estado local de hipotonia vascular, sendo por essa razão sempre acompanhada por uma sensação de frio.

GLÂNDULAS SEBÁCEAS

As glândulas sebáceas também são formadas por tecido epitelial. Situam-se sempre acopladas a um folículo piloso, e, dessa forma, em cada folículo piloso há sempre pelo menos uma glândula sebácea para produzir a secreção gordurosa que lubrifica o pelo e forma uma película protetora e impermeabilizante sobre a epiderme. Essa secreção gordurosa é chamada de sebo e sua produção é influenciada por diversos fatores, que vão desde hábitos pessoais e alimentares até fatores genéticos e emocionais.

As glândulas sebáceas distribuem-se desigualmente ao longo da pele, não sendo encontradas na palma das mãos e na planta dos pés. Estão concentradas principalmente no couro cabeludo, na face, no tórax e no dorso.

HIDRATAÇÃO E CUIDADOS PODOLÓGICOS

A pele dos membros inferiores costuma ser mais ressecada do que a de outras áreas do corpo, porque as glândulas sebáceas são menos ativas e produzem menos sebo nessas regiões – por isso nessas áreas a pele não é tão lisa e brilhante. Fatores como banhos muito quentes e prolongados, uso de buchas e sabonetes em excesso, alterações climáticas e exposição ao sol também influenciam o ressecamento, assim como processos depilatórios, que retiram a camada de proteção natural da pele – o chamado manto hidrolipídico, formado pelo suor e pelo sebo.

Uma pele desidratada se apresenta sem brilho, com descamações e, possivelmente, fissuras. No caso da podologia, é responsabilidade do profissional orientar quanto à melhor maneira de prevenir e cuidar da pele dos pés. Seguem alguns exemplos de formas de ação dos produtos na pele:

* **Ação hidratante:** produtos de ação hidratante tratam a pele de forma a devolver sua umidade natural, evitando o ressecamento temporariamente.

* **Ação emoliente e detergente:** destinam-se a limpar a pele de escamas, crostas, detritos, para em seguida possibilitar o tratamento da pele. O efeito é causado por substâncias como fenol, texapon, homeoclim, entre outras.

* **Ação antisséptica:** causada por substâncias que impedem o crescimento de micro-organismos na pele, por exemplo, ácido bórico, ácido fênico, iodo, etc.

* **Ação antifúngica:** causada por substâncias que impedem o crescimento de fungos, podendo ser fungicidas ou fungistásticos, como o óleo de melaleuca.

* **Ação anti-inflamatória:** causada por substâncias que eliminam ou atenuam o estado inflamatório da pele.

* **Ação adstringente:** causada por substâncias que provocam a constrição celular, resultando na redução das secreções e, consequentemente, dos edemas, como calamina, sais de alumínio, óxido de zinco.

* **Ação pruriginosa:** causada por substâncias que eliminam ou atenuam o prurido decorrente de infecções, como mentol, timol, borato de sódio.

* **Ação redutora:** causada por substâncias que captam os radicais livres decorrentes da metabolização celular, retardando, assim, o envelhecimento da pele, como ácido retinoico, vitamina E, etc.

* **Ação nutritiva:** causada por substâncias que repõem elementos perdidos no decorrer do envelhecimento da pele, como colágeno, elastina, vitaminas, etc.

* **Ação rubefaciente:** causada por substâncias que em contato com a pele causam vermelhidão devido ao aumento da circulação local, como cânfora, mentol salicilato de metila, arnica, etc.

* **Ação despigmentante:** causada por produtos que promovem a despigmentação de manchas melânicas adquiridas, como a hidroquinona.

* **Ação anidrótica ou antiperspirante:** causada por substâncias que têm ação desodorante, como o cloreto de alumínio.

PRODUTOS QUE PODEM SERVIR DE VEÍCULOS (QSP) PARA A HIDRATAÇÃO DOS PÉS

A seguir serão apresentados alguns produtos que podem ser utilizados para a hidratação dos pés, conforme a indicação do fabricante ou a prescrição médica, observando-se sempre o tipo de pele, o nível de ressecamento e a patologia apresentada.

Os exemplos de produtos dados aqui são apenas veículos e devem ser associados ao princípio ativo para que ocorra eficácia e alcance do resultado desejado. (No caso, o veículo pode ser um óleo, uma solução, um creme, entre outros. A sigla QSP significa que o ativo deve ser adicionado em quantidade suficiente para que ocorra a ação indicada do produto.)

Lembre-se: não basta saber fazer o procedimento, é obrigação do profissional conhecer e entender as ações de cada produto e método antes de fazê-lo.

PARAFINA

Parafina ou cera de petróleo é uma matéria sólida, incolor, inodora e insípida, extraída da destilação do petróleo. No comércio, encontramos parafinas sólidas, em escamas ou em gel, com ponto de fusão que oscila entre 38 °C e mais de 57 °C. Seu ponto de inflamação é superior a 177 °C. É uma substância má condutora de eletricidade, insolúvel em água e solúvel em éter, benzina e sulfato de carbono. As parafinas mais consistentes são usadas na confecção de velas e na impermeabilização de couros, telas e papel, e como isolante elétrico na extração de essências.

A parafina mais indicada para a hidratação podal é a parafina em escama. Quando aquecida a uma temperatura de 38 °C a 40 °C, a parafina se torna líquida e de fácil aplicação nos pés, pois perde o calor lentamente e vai se solidificando depois de fria, propiciando uma hidratação natural no local. Com essa temperatura, é possível, através dos poros, trazer para a superfície da pele a água interna do organismo, bem como o sebo contido nas glândulas sebáceas, o que gera uma hidratação profunda. A ação dessa hidratação dura de 5 a 7 dias, diferentemente da hidratação fria, que dever ser aplicada diariamente.

OBSERVAÇÃO

Antes de aplicar a parafina aquecida nos pés do cliente, deve-se sempre testar a temperatura no dorso das mãos. A aplicação do produto deve se concentrar mais na região plantar, pois essa área é mais ressecada por ser desprovida de glândulas sebáceas.

PASTAS

São preparações de uso externo constituídas de um ou mais corpos gordurosos. Costumam ser compostas de 20% a 50% de pó não solúvel, por isso possuem consistência firme. Na pele, têm a ação de transferir o calor corporal para a pasta, provocando a fusão das gorduras para que ocorra a diminuição da temperatura na área aplicada. Quando a pele resfria, a fase gordurosa começa a esfriar, eliminando calor, e é nesse ponto que o pó atua como dispersante do calor cedido para a fase gordurosa. Se a pasta tiver água em sua composição, pode ocorrer também ação anti-inflamatória, graças à evaporação da água. Não deve ser aplicada em áreas com concentração de pelos (exemplo: utilizar pasta d'água para queimadura).

CREMES

São preparados tópicos que em sua composição contêm um ou mais corpos gordurosos acrescidos de água. Podem ser do tipo água/óleo ou óleo/água, e o resultado da mistura depende da quantidade de cada componente (exemplos: *cold cream*, creme lanette, diadermina).

Os cremes do tipo óleo/água são mais aceitos pela pele por apresentarem maior capacidade de penetração e são indicados para as dermatites agudas e subagudas. Os cremes tipo água/óleo possuem a ação anti-inflamatória da água e lubrificante do óleo, e são indicados para dermatites crônicas, ressecamentos e fissuras.

LOÇÕES

São preparados líquidos aquosos de uso externo. Podem ser soluções, suspensões, emulsões e soluções coloidais, por exemplo: loção lanette, loção adstringente. São de fácil aplicação e grande absorção pela pele.

SOLUÇÕES

São chamados soluções os sistemas homogêneos compostos por uma substância líquida ou por uma sólida dispersa em líquidos. Nas do tipo simples, o soluto se dissolve inteiramente no solvente. Nas do tipo extrativo, a dissolução de uma substância é parcial no solvente, permanecendo uma parte sem dissolver, que é rejeitada. A solução pode ser do tipo aquosa ou oleosa.

Na pele, com a solução aquosa, ocorre a evaporação da água pela diferença de calor entre a água e a pele, deixando o soluto aderido na pele, que aos poucos vai se incorporando à água contida em sua estrutura. A solução oleosa, por sua vez, forma uma camada descontínua sobre a pele, impedindo o ressecamento excessivo e a descamação, tornando-a mais macia e hidratada.

POMADAS

São preparados de uso tópico, formados por um ou mais corpos gordurosos e de consistência mole. As pomadas gordurosas congestionam a pele, pois impedem a transpiração, aumentando a água da camada córnea e da derme e levando à retenção de toxinas. Também provocam uma vasodilatação, com a finalidade de garantir o equilíbrio do metabolismo celular. As pomadas não devem ser usadas em dermatites agudas e subagudas, mas podem ser usadas em dermatoses de caráter crônico e seco.

HIDRATAÇÃO PODAL

A sequência de fotos a seguir retrata um procedimento de hidratação realizado durante o atendimento podológico.

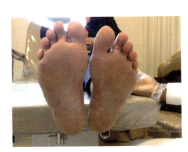

1. REALIZE TODAS AS ETAPAS DE PROCEDIMENTOS NA PLANTA, SE NECESSÁRIO.

Técnicas: hidratação podal e massagem relaxante podológica

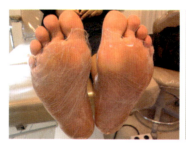
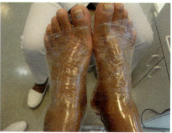

2. APLIQUE OS CREMES HIDRATANTES E CUBRA OS PÉS DO CLIENTE COM FILME PLÁSTICO PARA MANTER O CALOR CORPORAL E FACILITAR A PENETRAÇÃO DO PRODUTO, POTENCIALIZANDO A AÇÃO DA HIDRATAÇÃO NA PELE.

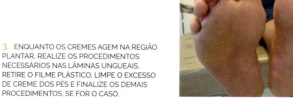

3. ENQUANTO OS CREMES AGEM NA REGIÃO PLANTAR, REALIZE OS PROCEDIMENTOS NECESSÁRIOS NAS LÂMINAS UNGUEAIS. RETIRE O FILME PLÁSTICO, LIMPE O EXCESSO DE CREME DOS PÉS E FINALIZE OS DEMAIS PROCEDIMENTOS, SE FOR O CASO.

MASSAGEM RELAXANTE PODAL

A massagem é uma técnica milenar e sua origem remonta à Pré-História. Presume-se que algumas técnicas tenham sido desenvolvidas na China, fazendo parte da medicina tradicional chinesa, e através dos séculos vêm sofrendo pequenas alterações.

No Brasil, a técnica da massagem relaxante podal (MRP) vem sendo desenvolvida e aplicada por podólogos principalmente nos últimos vinte anos. Com o passar do tempo, as técnicas de massagens foram se ajustando, inclusive com mudanças de nomenclatura, e a versão atual voltada para a podologia consiste em uma união de métodos aplicados em vários segmentos, como shiatsu, reflexologia, do-in, massagem energética e algumas técnicas de relaxamento ocidentais, que, unidos, resultam na massagem relaxante podológica.

Com os intensivos estudos que atualmente são desenvolvidos em grandes centros médicos, é de se esperar um grande avanço na utilização dessas e de outras técnicas de massagem em um futuro próximo. Sabe-se que a massagem na região dos pés produz estímulos em todas as partes do corpo. Portanto, sua prática é indispensável a todos que desejam aprimorar as suas funções orgânicas, articulares, musculares, circulatórias e energéticas; em especial às pessoas que despendem muita energia em suas atividades.

Hoje em dia, a massagem praticada nas clínicas de podologia tenta padronizar os movimentos, os métodos e o tempo de atendimento para oferecer uma prestação de serviço uniforme e que garanta resultados e a satisfação esperada pelo cliente.

Os movimentos devem seguir um padrão de pressão, de velocidade e de pontos de ação, para atingir o melhor desempenho possível, tanto do desenvolvimento da massagem quanto do bem-estar que ela promove no cliente.

É importante lembrar que a massagem deve ser prazerosa para o cliente e para o profissional que a aplica. Cabe ao profissional desenvolver técnicas que não o sobrecarreguem além de sua capacidade física, para evitar fadiga muscular.

A sequência de movimentos utilizada atualmente inicia-se com o alongamento das articulações dos pés e tornozelos do cliente, seguido de relaxamento muscular, deslizamentos que atuam no retorno venoso e, por último, movimentos que estimulem a troca de energia.

Como as mãos são o instrumento de trabalho do profissional, é importante ter alguns cuidados antes de iniciar e terminar uma massagem. Os princípios da reflexologia, por exemplo, indicam que lavar as mãos em água corrente é a melhor maneira de eliminar a energia contida nelas. Também é importante fazer um alongamento inicial, envolvendo as mãos e os punhos, para evitar lesões por esforço repetitivo.

As fotos a seguir representam uma sequência sugerida de massagem relaxante podal. Durante a massagem, pode-se usar um óleo vegetal (como o de semente de uva) ou creme neutro para facilitar o deslizamento das mãos do podólogo nos pés do cliente.

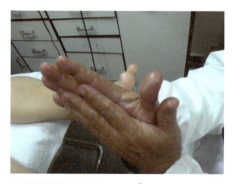 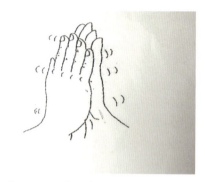

1. ANTES DE INICIAR, HIGIENIZE AS MÃOS E FAÇA MOVIMENTOS DE FRICÇÃO PARA AQUECÊ-LAS. É IMPORTANTE QUE AS MÃOS ESTEJAM EM UMA TEMPERATURA MAIS ALTA QUE A DOS PÉS.

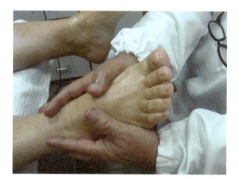

2. NO PRIMEIRO CONTATO DAS MÃOS COM OS PÉS A SEREM MASSAGEADOS, TRANSMITA CONFIANÇA E SERENIDADE AO CLIENTE. FAÇA DESLIZAMENTOS SUAVES, AUMENTANDO A PRESSÃO GRADATIVAMENTE, POR APROXIMADAMENTE DOIS MINUTOS, UTILIZANDO AMBAS AS MÃOS NOS DOIS PÉS PARA AQUECÊ-LOS E ATIVAR A CIRCULAÇÃO.

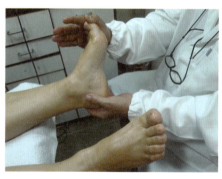 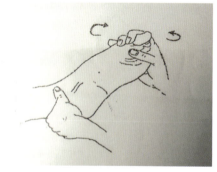

3. SEGURE O TORNOZELO COM A MÃO ESQUERDA E, COM A MÃO DIREITA, SEGURE OS DEDOS DO CLIENTE, FAZENDO MOVIMENTOS LENTOS E RITMADOS DE ROTAÇÃO NO SENTIDO HORÁRIO E ANTI-HORÁRIO.

Podologia: técnicas e especializações podológicas

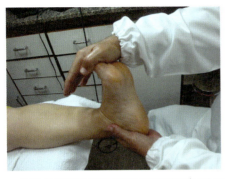
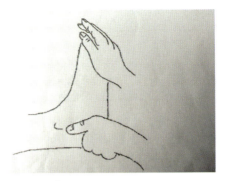

4. AINDA SEGURANDO O TORNOZELO, FLEXIONE O PÉ PARA A FRENTE E PARA TRÁS, RESPEITANDO OS LIMITES DE FLEXIBILIDADE E MOBILIDADE DO CLIENTE.

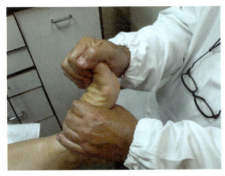

5. APERTE E ALONGUE TODOS OS DEDOS, DANDO MAIS ÊNFASE AO HÁLUX.

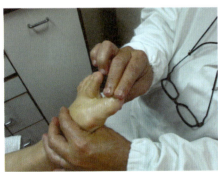
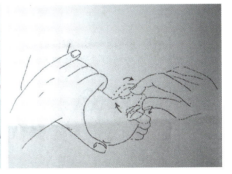

6. REPITA OS MOVIMENTOS DE ROTAÇÃO EM TODOS OS DEDOS, NO SENTIDO HORÁRIO E ANTI-HORÁRIO, DANDO MAIS ÊNFASE AO HÁLUX.

Técnicas: hidratação podal e massagem relaxante podológica

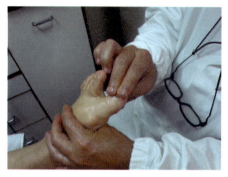 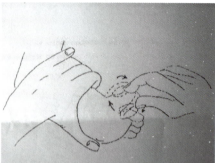

7. FAÇA FRICÇÃO NAS ARTICULAÇÕES EM TODOS OS ESPAÇOS INTERDIGITAIS.

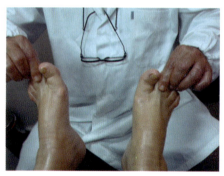 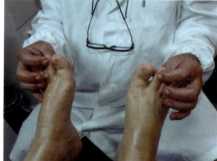

8. REPITA NOVAMENTE OS MOVIMENTOS DE ROTAÇÃO E FLEXÃO DE TODOS OS DEDOS.

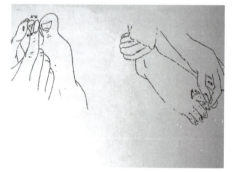

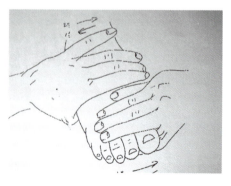

9. POSICIONE AS MÃOS SOBRE O DORSO DO PÉ E FAÇA MOVIMENTOS DE ROTAÇÃO NO SENTIDO HORÁRIO COM A MÃO ESQUERDA E ANTI-HORÁRIO COM A MÃO DIREITA, E VICE-VERSA.

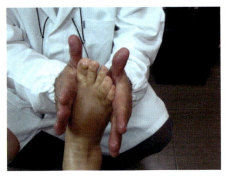 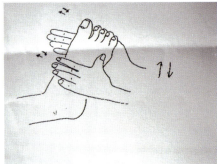

10. COM AMBAS AS MÃOS, FRICCIONE O PÉ EM VAIVÉM, SUBINDO E DESCENDO AS MÃOS POR TODA A EXTENSÃO DO PÉ.

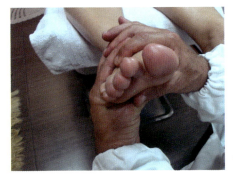

11. ENVOLVA O PÉ COM AS DUAS MÃOS E FAÇA MOVIMENTOS DE ASCENDÊNCIA.

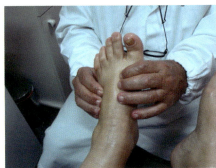 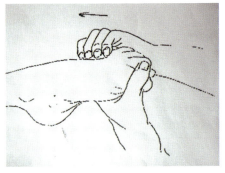

12. COM A PONTA DOS DEDOS SOBRE O DORSO DO PÉ, PRESSIONE TODA A REGIÃO INTERÓSSEA DOS METATARSOS.

Técnicas: hidratação podal e massagem relaxante podológica

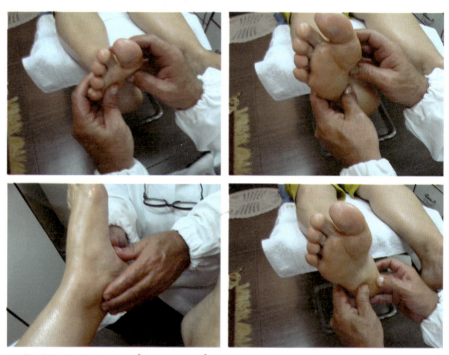

13. COM OS POLEGARES, FAÇA PRESSÃO EM TODA A REGIÃO PLANTAR, INICIANDO NO METATARSO E PASSANDO PELO MEDIOPÉ. TERMINE NA REGIÃO CALCÂNEA APLICANDO UMA PRESSÃO MAIS ACENTUADA.

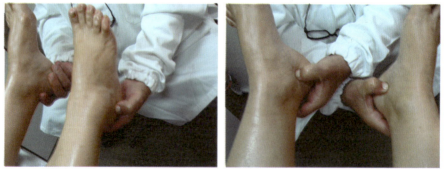

14. PRESSIONE A REGIÃO DO CALCÂNEO E AO REDOR DOS MALÉOLOS EM AMBOS OS PÉS.

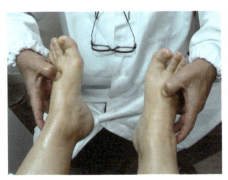
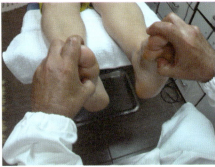

15. COM OS POLEGARES, PRESSIONE O DORSO DO PÉ E, NA REGIÃO PLANTAR, O PLEXO SOLAR.

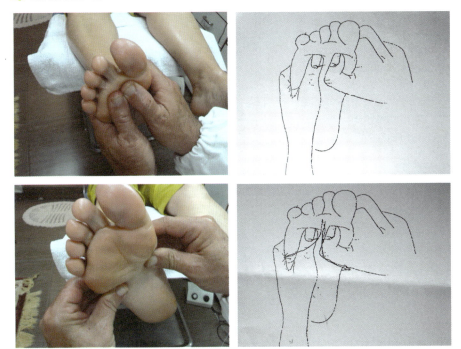

16. AINDA COM OS POLEGARES, INICIE O MOVIMENTO APLICANDO PRESSÃO NA REGIÃO CENTRAL DO METATARSO. NA SEQUÊNCIA DO MOVIMENTO, DESLIZE PARA AS LATERAIS.

Técnicas: hidratação podal e massagem relaxante podológica

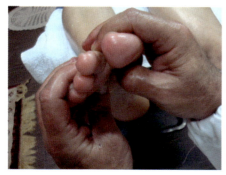
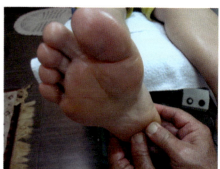

17. PRESSIONE OS POLEGARES ABAIXO DA REGIÃO DOS DEDOS E DESÇA ATÉ A BASE DO CALCÂNEO.

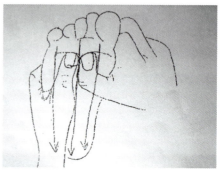
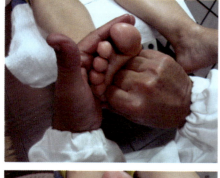
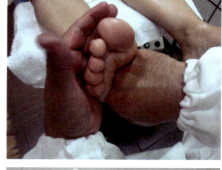
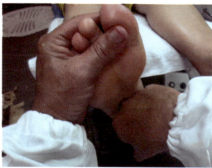
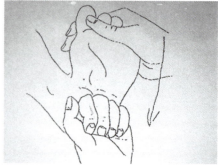

18. COM A MÃO FECHADA EM PUNHO, APOIE COM A MÃO ESQUERDA E DESLIZE POR TODA A PLANTA DO PÉ. INICIE ABAIXO DOS DEDOS E TERMINE NO CALCÂNEO.

Podologia: técnicas e especializações podológicas

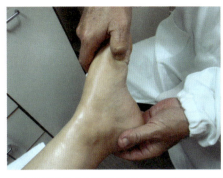
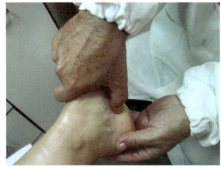

19. COM O POLEGAR EM MOVIMENTO DE DESLIZAMENTO E PRESSÃO, MASSAGEIE O ARCO LONGITUDINAL PROXIMAL. INICIE NA CABEÇA DO PRIMEIRO METATARSO E TERMINE NO CALCÂNEO.

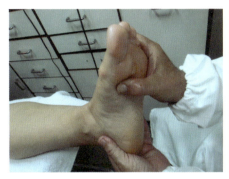
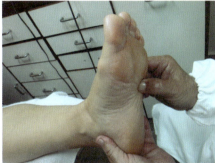

20. NA SEQUÊNCIA, FAÇA O MOVIMENTO CONHECIDO COMO "CAMINHO DAS ÁGUAS": FAÇA PRESSÃO ABAIXO DO METATARSO, PASSANDO PELO MEDIOPÉ, E TERMINE NA REGIÃO MEDIAL DO CALCÂNEO. ESSES MOVIMENTOS AUXILIAM A ELIMINAÇÃO DE LÍQUIDOS.

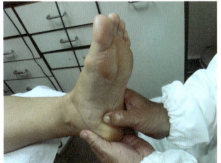

Técnicas: hidratação podal e massagem relaxante podológica

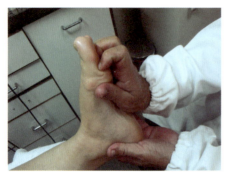
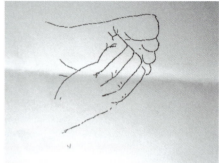

21. COM OS DEDOS, PRESSIONE A REGIÃO DA ALMOFADA PLANTAR PARA ESTIMULAR A TROCA ENERGÉTICA.

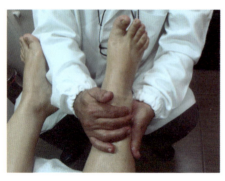
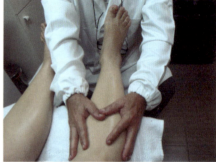

22. COM AMBAS AS MÃOS, FAÇA UM DESLIZAMENTO ASCENDENTE COM PRESSÃO MODERADA DO TORNOZELO ATÉ A REGIÃO ABAIXO DO JOELHO, PARA AUXILIAR O RETORNO VENOSO.

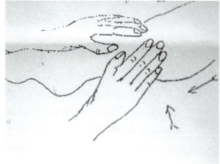

Podologia: técnicas e especializações podológicas

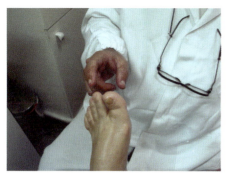 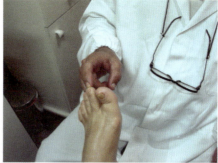

23. COM A PONTA DO DEDO INDICADOR, BATA REPETIDAS VEZES NAS PONTAS DOS DEDOS, UM DE CADA VEZ, NOS DOIS PÉS.

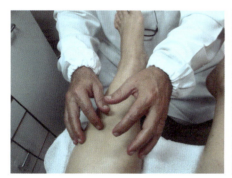 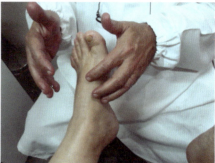

24. SOMENTE COM AS PONTAS DOS DEDOS CURVADOS E AS MÃOS ABERTAS, DESLIZE FAZENDO PEQUENAS BATIDAS, COM MOVIMENTOS RÁPIDOS, SUCESSIVOS E SUAVES EM TODA A EXTENSÃO DA PELE. COMECE NO JOELHO E TERMINE NO HÁLUX, COM MOVIMENTOS BEM LEVES.

A massagem deve ser realizada pelo podólogo sem nenhum tipo de adorno nas mãos, como anéis, alianças, relógios, etc. Todos os movimentos devem ser executados nos dois pés, em ambiente calmo. Converse o mínimo necessário e deixe o cliente à vontade. Caso o cliente queira manter um diálogo, procure ouvir mais e falar menos. Lave sempre as mãos após o término da massagem.

16
capítulo

Farmacologia*

Farmacologia é a área que estuda as propriedades químicas dos medicamentos e realiza suas respectivas classificações. A história dessas substâncias utilizadas como medicamentos e de suas aplicações nas diferentes áreas da saúde remonta a muitos séculos atrás.

Na história da medicina, por exemplo, sabe-se que em 3000 a.C. já existiam, nos continentes europeu e asiático, especialidades médicas que organizavam seus próprios compêndios médicos e receituários. A primeira farmacopeia – livro que funciona como um catálogo de receitas e fórmulas de medicamentos – em que foi reunido o conhecimento da época, vindo de três continentes, foi compilada há aproximadamente 3 mil anos e já continha registros de produtos como iodo, mercúrio, álcool e alguns ácidos – muitos dos quais permanecem no meio farmacêutico até a atualidade.

Na Antiguidade, os antigos farmacêuticos e bioquímicos realizavam seus testes em escravos e prisioneiros de guerra, que eram usados como cobaia. Para o tratamento de enfermos, nem sempre foram utilizados medicamentos convencionais: no Egito, por exemplo, houve o que chamamos de "farmácia da sujeira", que nas fórmulas dos medicamentos utilizava elementos como barro do rio Nilo, iodo e pão podre, tanto nas feridas purulentas quanto em furúnculos, com uso tópico ou oral.

Ao longo dos séculos, os conhecimentos sobre o corpo humano e suas enfermidades e sobre variadas substâncias químicas foram se desenvolvendo, evoluindo para a farmacologia moderna. A penicilina, por exemplo, foi um dos medicamentos mais impor-

* Este capítulo contou com a colaboração de Isabela Christina Ferreira da Silva.

tantes do século XX, graças à sua ação contra bactérias. Ela foi descoberta por Alexander Fleming em 1928 por meio de uma pesquisa com mofo do pão, e sua fórmula foi purificada em 1940 e testada em humanos em 1941.

Uma descoberta relevante para a podologia ocorreu durante a Primeira Guerra Mundial (1914-1918). As tropas envolvidas constantemente sofriam baixas porque seus soldados precisavam permanecer nas enfermarias tratando enfermidades nos pés. As batalhas eram travadas em trincheiras (buracos que mantinham muita umidade e lama), e certo dia, por descuido de um enfermeiro que deixou cair ácido fênico no chão da enfermaria sem limpá-lo, um soldado pisou no líquido e imediatamente sentiu fortes dores e queimação em seus pés em decorrência da *tinea pedis* que o acometia. Logo foi socorrido, e notou-se que em alguns dias ocorreu a sua cura. A partir desse acontecimento, foi estabelecido o tratamento de todas as tropas americanas com o fenol a 6%, pois até então não havia medicamento eficaz para essa patologia. Este tratamento continuou sendo utilizado até a década de 1970, quando foram desenvolvidos novos medicamentos. O fenol também foi usado em larga escala na podologia para outros fins: em concentração que variava de 1% a 3%, foi usado como emoliente, antisséptico e antibactericida. Em meados de 2000, começaram a surgir no mercado novos métodos de emoliência, mas o mais eficiente ainda continua sendo o fenol, a uma concentração de 0,5% a 0,25%, por conta de suas características antibactericidas, antifúngicas, cicatrizantes e antissépticas e por sua alta eficiência na emoliência de células mortas. Percebe-se, ainda, que a maior parte de emolientes existentes no mercado usam em suas formulações alguma concentração de fenóis.[1]

De qualquer forma, é importante que as pessoas tenham conhecimento básico sobre farmacologia, pois qualquer indivíduo, em qualquer etapa da vida, pode precisar administrar algum medicamento, seja para si próprio, seja para auxiliar uma pessoa da família, um idoso ou uma criança. Para os profissionais da área da saúde, principalmente os que atuam com instrumentos perfuro-cortantes, como os podólogos, é mais importante ainda entender como agem certos tipos de medicamentos no organismo dos clientes, a fim de que se possa traçar uma linha de conduta durante sua atuação.

---

1 Não foi encontrada nenhuma pesquisa indicando que o fenol seja prejudicial à saúde em concentrações abaixo de 0,25%, pois direta ou indiretamente entramos em contato com os fenóis por meio de produtos de higiene pessoal e de limpeza existentes no mercado.

A seguir são apresentados alguns conceitos de farmacologia e exemplos de medicamentos relevantes para a prática podológica atual.

CONCEITOS EM FARMACOLOGIA

MEDICAMENTO ALOPÁTICO

Na medicina tradicional é considerado tratamento alopático aquele que gera no organismo do paciente um efeito contrário ao sintoma apresentado, com o propósito de minimizar ou eliminar tal sintoma. Por exemplo, no caso de febre, o médico receita um medicamento antitérmico; no caso de dor, um analgésico, etc.

O medicamento alopático pode ser industrial (produzido em larga escala) ou manipulado segundo prescrição médica. Ambos devem respeitar as normas sanitárias de produção da Agência Nacional de Vigilância Sanitária (Anvisa).

FORMA FARMACÊUTICA

São chamadas de formas farmacêuticas as diferentes formas físicas que o medicamento pode apresentar. Para definir aquela que melhor será administrada pelo paciente, deve-se levar em consideração aspectos como precisão de dose, local de ação (ponto específico), integridade do medicamento durante o percurso pelo organismo, idade e condições físicas do paciente.

Por exemplo, no caso de um idoso com limitações físicas para alcançar os pés, é mais fácil aplicar um *spray* ou uma pomada para tratamento das unhas do que um esmalte, porque cada vez que tiver que aplicá-lo o idoso deverá remover o esmalte anterior, lixar e limpar a unha com removedor para remoção total do pó e só então aplicar o esmalte. O *spray* ou a pomada exigem como preparo apenas lavar durante o banho, secar e aplicar novamente o medicamento, gerando, portanto, menos dificuldades para o cliente.

As formas farmacêuticas mais conhecidas são a sólida, a líquida e a semissólida.

FORMAS SÓLIDAS

* **Comprimido:** é uma mistura de pós ou granulados obtidos por compressão, resultando em um formato uniforme, podendo ter vários tamanhos e formas. Contém uma dose única de um ou mais princípios ativos.

* **Cápsula:** geralmente feita de gelatina ou amido, mas também pode-se usar outras substâncias para sua confecção. O(s) princípio(s) ativo(s) fica(m) alojado(s) dentro do invólucro solúvel. Pode ser utilizada para líquidos, pós e granulados. Contém uma dose única.

* **Goma de mascar:** material plástico insolúvel, adocicado e saboroso. Ao mastigar, libera o(s) princípio(s) gradativamente na boca, com dose única.

* **Adesivos:** sistema desenvolvido para efeito sistêmico de difusão do(s) princípio(s) ativo(s) em velocidade constante, por tempo prolongado.

* **Pastilha:** base adocicada e saborosa, para melhor aceitação. O(s) princípio(s) ativo(s) é(são) liberado(s) lentamente. Pode ser dura, com dissolução mais demorada, ou mole, com dissolução mais rápida.

* **Sabonete:** sua forma é variável (depende do molde), derivada de solução alcalina em gorduras vegetais ou animais. Pode conter um ou mais princípios ativos, e sua aplicação é superficial (derme).

Os mecanismos de ação das formas farmacêuticas sólidas são:

* **Liberação imediata:** o mais utilizado, pois o medicamento se desintegra e é absorvido rapidamente pelo organismo.

* **Liberação prolongada:** sua desintegração inicial é rápida e vai ficando lenta, sendo que a liberação do fármaco (princípio ativo) é feita gradualmente. Exemplo: pastilha bucal com efeito local usada para antibióticos, anestésicos e antissépticos.

* **Liberação retardada:** a desintegração é demorada, sendo o tipo mais comum o comprimido entérico (por exemplo, os gastrorresistentes só desintegram no intestino, onde ocorre sua absorção. Pode se apresentar na forma de comprimidos revestidos).

FORMAS LÍQUIDAS

* **Líquido:** é a substância química pura, encontrada na forma aquosa ou oleosa.

* **Solução:** líquido diluído de forma homogênea em solvente apropriado ou mistura de vários solventes miscíveis. Contém um ou mais princípios ativos.

* **Suspensão:** é uma mistura de partículas sólidas que não se dissolvem no meio líquido. Quando em repouso, as camadas se separam. Contém um ou mais princípios ativos.

* **Emulsão:** mistura de dois líquidos imiscíveis (por exemplo, água e óleo). Pode conter um ou mais princípios ativos em sua formulação.

* **Tintura:** é um extrato alcoólico de erva ou solução de uma substância não volátil.

* **Esmalte:** solução que tem por função formar uma película sobre a lâmina ungueal. Pode conter um ou mais princípios ativos.

* **Xampu:** pode ser uma suspensão ou solução que contém em sua formulação um ou mais princípios ativos. Sua aplicação é feita no couro cabeludo.

* **Xarope:** é uma preparação farmacêutica aquosa límpida, de alta viscosidade, contendo sacarose (açúcar) próxima do nível de saturação. Pode conter um ou mais princípios ativos.

FORMAS SEMISSÓLIDAS

* **Creme:** é uma emulsão de alta viscosidade, formada por uma fase oleosa e uma aquosa. O(s) princípio(s) pode(m) ficar dissolvido(s) ou disperso(s) em uma base apropriada. É utilizado na derme (pele) e em membranas ou mucosas.

* **Emplasto:** feito com uma base adesiva contendo um ou mais princípios ativos na formulação. Seu material pode ser sintético ou natural e tem ação local. Exemplo: adesivos dérmicos.

* **Gel:** é feito a partir de um agente gelificante (associado a uma solução ou suspensão). Pode conter um ou mais

princípios ativos. O gel também pode ter partículas suspensas na sua formulação.

* **Pomada:** solução ou suspensão de um ou mais princípios ativos, de pequena proporção, associada a uma base apropriada.

* **Pasta:** refere-se a uma pomada com grande quantidade de substâncias sólidas em dispersão.

Alguns medicamentos e patologias acabam interferindo na integridade da pele – por exemplo, nos diabéticos, a pele das extremidades (como mãos e pés) tem a tendência de ser mais seca, tornando essa região mais suscetível a lesões. Faz-se necessário, portanto, hidratar essas áreas com o auxílio de medicamentos.

Deve-se decidir a melhor forma farmacêutica com base no tipo de pele (oleosa, seca ou mista).

* **Loção cremosa ou emulsão:** sua consistência é mais líquida, indicada para todos os tipos de pele porque mantém a oleosidade natural, sendo ideal para dias quentes por evitar a sensação gordurosa.

* **Creme:** sua consistência é mais viscosa, servindo para todos os tipos de pele, pois sua alta viscosidade repõe água e oleosidade da derme. Indicado para dias frios, em que os banhos são mais quentes, causando maior desidratação da pele. Deixa a sensação de maciez após sua aplicação.

* **Óleo:** sua consistência possui alta viscosidade, servindo para peles secas ou mistas. Pessoas com pele oleosa devem evitar o uso. Tem como função manter a pele com sua hidratação natural, formando uma película protetora. Indicado para dias frios ou após o banho. Deve-se evitar a utilização em dias quentes, pois o contato com o sol pode causar lesão à pele.

MEDICAMENTOS

* **Vacina:** produzida com base em de partes de vírus e bactérias inativas, ou seja, não causa mal ao homem. Tem como função criar defesas imunológicas, ficando no organismo como memória imunológica (IgG) para que, quando entrar em contato com o micro-organismo, adquirindo uma infec-

ção por vírus ou bactéria, o corpo automaticamente se defenda e evite sua proliferação, resultando em efeito nulo ou brando ao ser humano.

* **Corticosteroide:** substância produzida no organismo pelas glândulas suprarrenais (cortisol). Entre suas funções estão o controle da quantidade de água no organismo e o auxílio na produção e na circulação de outros hormônios. Atua também como anti-inflamatório usado em tratamentos de doenças autoimunes, de alergias, de processos inflamatórios e de sintomas do estresse físico (feridas), por exemplo. Pode ser sintético. O uso de corticosteroides pode gerar alguns efeitos colaterais, como edemas, aumento de apetite, perda de massa muscular, depressão, dependência, entre outros.

* **Anti-inflamatório:** age inibindo periférica ou centralmente a síntese da ciclo-oxigenase (COX1 e COX2), diminuindo a biossíntese dos mediadores da inflamação (dor, calor, rubor e tumor). Na podologia, os anti-inflamatórios mais utilizados são de ação tópica, como pomadas e cremes, para aliviar a dor, auxiliar a cicatrização e evitar contaminação por micro-organismos.

* **Antitérmico ou antipirético:** medicamento que atua bloqueando a formação de prostaglandinas por inibição da ciclo-oxigenase (COX), ou atuando diretamente sobre o hipotálamo, reduzindo ou evitando o aumento da temperatura corpórea (febre). Deve ser associado à hidratação do paciente (ingerir líquidos), ao uso de roupas leves e à permanência em ambiente ventilado.

* **Anticoagulante e antiplaquetários (antitrombóticos):** medicamentos que atuam diminuindo a viscosidade do sangue, evitando a formação de trombos. Por consequência, porém, também podem aumentar o risco de hemorragias. O uso desse medicamento deve ser acompanhado por um médico e o paciente deve sempre informar o uso. Na podologia, existe o risco de que ferimentos causados durante o procedimento causem sangramentos que não estancam, por isso deve-se tomar cuidados especiais.

* **Anti-histamínico:** medicamento que atua na inativação ou na redução dos receptores de histamina (substância quími-

Farmacologia

ca responsável pelos sintomas da alergia). Indicado em processos alérgicos e anti-inflamatórios.

* **Imunossupressor:** medicamento que atua na divisão celular. Tem funções anti-inflamatórias e auxilia na rejeição de órgãos transplantados, bem como em tratamentos de artrite reumatoide e doença de Crohn, por exemplo. Pessoas que fazem uso desse medicamento têm seu sistema imunológico debilitado, ou seja, suscetível a infecções; por isso devem ter acompanhamento médico e autorização para a realização de procedimentos podológicos.

* **Antibiótico:** substância química capaz de destruir ou inibir a multiplicação bacteriana. Pode ser natural ou sintético. Não é eficaz contra vírus. Os antibióticos são classificados por grupos em virtude de sua estrutura química, podendo ser, por exemplo, penicilinas, monobactâmicos, cefalosporinas, entre outros. O uso indiscriminado dos antibióticos pode acarretar resistência bacteriana. Esse medicamento deve ser receitado por médico e gera retenção de receita na farmácia.

MEDICAMENTOS TÓPICOS

Medicamento tópico é aquele de uso externo, aplicado diretamente sobre o local em que a patologia se apresenta. Alguns exemplos utilizados na podologia são:

* **Ácido nítrico fumegante:** classificado como um cáustico químico de alto poder de corrosão por ter em sua composição química o óxido nítrico livre. É usado na podologia para a cauterização de verrugas plantares. Sua administração deve ser feita a partir de um curativo oclusivo, evitando atingir a pele íntegra, pois pode causar queimaduras de difícil cicatrização.

* **Ácido tricloroacético:** também é classificado como um cáustico químico, utilizado na concentração de 10% a 90% (pode ser manipulado ou encontrado em forma alopática). Para a cauterização de verrugas, também deve-se usar curativo oclusivo, evitando atingir a pele íntegra.

* **Ceratolítico:** ácido salicílico com concentração superior a 4%, podendo chegar até 40%, que gera uma descamação da

camada córnea da pele. Pode ser manipulado ou adquirido em formas alopáticas (medicamentos). É comum encontrar clientes que utilizam técnicas caseiras, como a aplicação de AAS sobre a verruga com esparadrapo por até 24 horas, gerando ao redor da verruga uma inflamação, ou mesmo uma infecção causada pela ação do ácido; nesse caso, deve-se fazer a limpeza da lesão e usar medicamentos para reconstituição do tecido lesionado, com orientação de retorno.

* **Nitrogênio líquido:** utilizado na técnica de crioterapia para congelar a verruga plantar (após diagnóstico clínico), na forma de *spray* com jato direcionado. Deve-se proteger a pele íntegra ao redor da lesão.

* **Tintura de tuia:** a tuia ou cipreste é uma planta que, além de ser usada para fins decorativos, apresenta princípios ativos eficazes para fins medicinais, que agem no sistema imunológico, propiciando a restauração da pele.

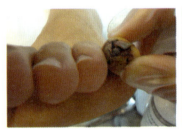
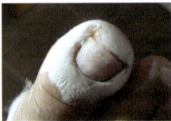

FIGURA 1. LESÃO PROVOCADA PELO USO DE CALICIDAS À BASE DE ÁCIDO SALICÍLICO.

FIGURA 2. LESÃO PROVOCADA POR MEDICAMENTO CÁUSTICO.

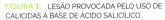

Desde a década de 1960, as farmácias de manipulação já produziam uma variedade de medicamentos, tais como a curcumina, o azul de metileno e a tintura de tuia, que eram indicados pelos médicos. A orientação era de que, para potencializar o produto e o efeito do medicamento, o paciente deveria fazer banhos de luz com lâmpadas de diversas cores, que eram acopladas a uma caixa de madeira confeccionada por marceneiros especializados. Antes da invenção da eletricidade, indicava-se a exposição ao sol após a aplicação do azul de metileno em lesões dermatológicas.

Farmacologia

17
capítulo

Aromaterapia*

Como define Manso (2005), aromaterapia consiste no tratamento natural que se utiliza de óleos essenciais para aumentar o bem-estar, restaurar as energias e tratar uma variedade de males. As plantas medicinais ou bioativas com propriedades curativas são utilizadas para a obtenção desses óleos, e, portanto, apresentam-se como drogas vegetais, com diferentes formas de ação farmacêutica e finalidade de tratamento.

As culturas mais antigas já valorizavam os benefícios terapêuticos dos óleos de plantas aromáticas: a antiga literatura indiana e os textos históricos da medicina chinesa, por exemplo, documentam a importância dos óleos aromáticos para a saúde e para a espiritualidade. Essas substâncias eram tradicionalmente adicionadas na prática da medicina ayurvédica (ou Ayurveda) aproximadamente 7 mil anos atrás; e as antigas práticas chinesas, por sua vez, envolviam a queima de incensos para ajudar a criar harmonia e equilíbrio. No Egito, os óleos essenciais também eram utilizados no processo de mumificação: substâncias aromáticas com grande poder de cobertura, como perfumes e resinas, eram empregadas durante o embalsamento.

Avicenna, médico e filósofo persa que viveu por volta do ano 1000 d.C., introduziu um sistema de arrefecimento no processo de destilação, fazendo da extração dos óleos essenciais um processo mais refinado e eficiente. Foi ele quem registrou a primeira destilação do óleo essencial da *Rosa centifolia*.

* Este capítulo contou com a colaboração de Wellington Staduto Braga da Silva.

No final do século XIX, foram feitos estudos e experimentos científicos acerca das propriedades antibacterianas das plantas, os quais começaram a esclarecer a composição química e a potencial força curativa dos óleos essenciais presentes nelas. Em 1920, o químico francês René-Maurice Gattefossé interessou-se pelo potencial terapêutico desses óleos depois de sofrer graves queimaduras nas mãos quando trabalhava em um laboratório. Ele imergiu as mãos em um recipiente contendo óleo puro de lavanda e, a partir desse acidente, passou a pesquisar a utilização da lavanda na medicina para tratar queimaduras.

Em 1950, Marguerite Maury, bioquímica austríaca e terapeuta da beleza, introduziu clínicas de aromaterapia na Grã-Bretanha, ensinando as esteticistas da época como usar os óleos essenciais em massagens para oferecer tratamentos de rejuvenescimento personalizados aos clientes. Em 1961, ela lançou o livro *Le capital jeunesse,* o qual foi traduzido para o inglês em 1964 e representou forte influência para a inserção da técnica na Inglaterra.

Posteriormente, Jean Valnet, um cirurgião do exército francês, incrementou as pesquisas utilizando óleos essenciais de tomilho, camomila e cravo no tratamento de soldados feridos durante a Segunda Guerra Mundial. Em 1964, Valnet publicou seu primeiro trabalho de referência, entitulado *L'aromathérapie,* considerado por muitos a bíblia da aromaterapia.

Alguns anos mais tarde, o inglês Robert B. Tisserand foi um dos primeiros indivíduos a ensinar aromaterapia nas nações de língua inglesa. Ele também escreveu livros e artigos, incluindo uma das publicações mais importantes na área, *The art of aromatherapy* (1977), sendo este o primeiro livro de aromaterapia publicado diretamente em inglês.

A partir do final do século XX e ao longo do século XXI, houve um aumento na utilização de produtos naturais, incluindo os óleos essenciais, para benefícios terapêuticos, cosméticos e aromáticos; e a técnica da aromaterapia passou a ser empregada em muitos outros países.

Na podologia, a utilização desses óleos constitui uma forma de tratamento alternativa, eficaz no alívio de desconfortos associados às condições dos pés e das pernas. São utilizados também

Podologia: técnicas e especializações podológicas

em tratamentos das principais onicopatologias e na prevenção de transtornos decorrentes das alterações patológicas.

ÓLEOS ESSENCIAIS

São frações voláteis obtidas de várias partes de plantas aromáticas que apresentam princípios ativos com propriedades terapêuticas. Embora se assemelhem ao material lipídico, são diferentes em alguns aspectos – por exemplo, na estrutura química, bem como por serem destiláveis por vapor d'água e dotados de aromas. Alguns exemplos são o óleo essencial de laranja doce e o óleo essencial de melaleuca.

Os óleos essenciais são de uso externo (ação tópica) e devem ser diluídos em proporção adequada com óleos vegetais carreadores. Podem ser utilizados em *sprays*, vaporizadores e *réchauds* para inalação, massagem corporal, banhos de imersão e de chuveiro, e também em preparações cosméticas e compressas quentes ou frias.

MÉTODOS DE EXTRAÇÃO

DESTILAÇÃO A VAPOR

Método que consiste em ebulir uma suspensão aquosa de material vegetal aromático, condensando os vapores, recolhendo a solução condensada e separando o óleo imiscível na água. Pequenas quantidades de princípios odoríferos também permanecem na água, formando uma água aromática ou hidrolato.

PRENSAGEM A FRIO

Processo usado para a extração dos óleos essenciais da casca de frutas cítricas, como a laranja, a bergamota, a mandarina, o *grapefruit*, o limão e a lima. A camada externa da casca é rompida por meios mecânicos e a essência é pressionada para fora.

Aromaterapia

ENFLEURAGE

Método no qual as pétalas de flores são colocadas sobre uma placa de vidro com gordura, que vai absorver o óleo das flores. Após alguns dias, a gordura é filtrada e destilada. O concentrado oleoso é misturado ao álcool e novamente destilado. O produto final obtido é o óleo das flores.

EXTRAÇÃO COM SOLVENTES

Geralmente é utilizada no caso de um produto que não pode ser obtido por nenhum outro processo. Nesse método, as plantas são imersas em um solvente adequado (como acetona ou algum outro derivado do petróleo) e a separação química se dá por meio de destilação feita a temperaturas especiais, para causar somente a condensação do óleo, e não dos solventes. Como resultado, obtêm-se óleos com maior rendimento, porém estes não devem ser utilizados em aromaterapia, pois contêm vestígios do solvente.

COMPOSIÇÃO QUÍMICA DOS ÓLEOS ESSENCIAIS

Os óleos essenciais possuem uma composição complexa, podendo conter diversos grupos funcionais, como hidrocarbonetos terpênicos (monoterpenos e sequiterpênicos) e compostos oxigenados (fenóis, álcoois, aldeídos, cetonas, ésteres, lactonas, cumarinas, éteres e óxidos). Alguns óleos também possuem hidrogênio e carbono em sua composição.

A característica principal de utilização do óleo varia conforme sua composição. Os óleos essenciais que possuem ésteres em sua composição, por exemplo, são formados por uma mistura de substâncias com características antifúngicas e sedativas; porém, têm o inconveniente de atrair certos insetos. Como exemplos, podemos citar os óleos essenciais de camomila, de lavanda e de bergamota.

Os álcoois – linalol, citronelol, geraniol –, quando encontrados em óleos essenciais, possuem características antissépticas e energizantes. Como exemplos, podemos citar os óleos essenciais de lavanda, de pau-rosa, de gerânio, de eucalipto e de melaleuca.

O cineol, também chamado de eucaliptol, é responsável pelo efeito expectorante nas diferentes espécies de óleo essencial de eucalipto. Já os derivados do fenilpropano (fenóis) – eugenol, apiol, anetol, safrol e miristicina – têm ações antissépticas e fungicidas. Como exemplos, podemos citar os óleos essenciais de anis-estrelado, de noz-moscada e de pimenta-longa.

Alguns óleos são utilizados na indústria de perfumes, como o óleo essencial de almíscar (constituído de moscona, do grupo funcional cetona) e os óleos essenciais de capim-limão e de melissa (citral, composto pela mistura de dois aldeídos, geranial e neral).

O quadro a seguir resumem as propriedades de alguns componentes e as plantas nas quais estão presentes:

QUADRO 1. COMPONENTES TERPÊNICOS E SUAS PROPRIEDADES

COMPONENTE TERPÊNICO	PROPRIEDADES	PLANTAS DE ORIGEM
Álcool terpênico	Ação bactericida e diurética	Lavanda, laranja-azeda, melaleuca
Aldeído	Ação anti-inflamatória e sedativa	Melissa, citronela
Camazuleno	Ação anti-inflamatória	Camomila
Cariofileno	Ação sedativa e antivirótica	Cravo, pimenta-preta
Cetona	Promove a formação de tecidos	Sálvia, tuia
Cineol	Ação expectorante	Eucalipto
Éster	Ação sedativa e espasmolítica	Camomila, lavanda, bergamota
Farnesol	Ação bacteriostática (impede a proliferação de micro-organismos)	Rosa, camomila
Fenol	Ação bactericida e estimulante	Tomilho, orégano

MECANISMO DE AÇÃO DOS ÓLEOS ESSENCIAIS

ABSORÇÃO CUTÂNEA (VIA CIRCULAÇÃO)

São os casos de aplicação do óleo sobre a pele com ação local ou tópica. As pequenas moléculas da mistura de óleo essencial e óleo vegetal penetram pelos orifícios ou pelo folículo pilossebáceo, alcançando os pequenos vasos sanguíneos, pelos quais entram na corrente sanguínea e são enviados para todo o organismo, atingindo os órgãos específicos, os tecidos e o sistema nervoso central.

Exemplos: óleos essenciais de lavanda, de hortelã-pimenta e de gerânio; e óleos aplicados nas massagens com efeitos terapêuticos (reflexologia).

INALAÇÃO

* **Pelo sistema nervoso central:** as moléculas voláteis dos óleos essenciais são liberadas no ar, formando um vapor que é facilmente inalado. São então captadas pelos receptores no epitélio olfativo, gerando reações químicas que emitem impulsos elétricos e transmitem a informação ao cérebro, distinguindo cada aroma. Exemplos: óleo essencial de *lemongrass* (ação calmante) para aliviar o estresse e óleo essencial de lavanda para insônia (ação neurossedativa).

* **Pelos pulmões:** as moléculas são absorvidas após inalação com ação local. Exemplos: óleo essencial de eucalipto, de tília e de hortelã-pimenta, que possuem ação expectorante, promovendo a dilatação dos alvéolos e, consequentemente, a descongestão nasal.

DIFUSÃO

Os óleos essenciais podem ser difundidos, ou seja, volatilizados e propagados em um ambiente, promovendo o relaxamento ou estimulando as emoções. As difusões podem ser a frio, sem fonte de calor para manter a integridade dos óleos essenciais; ou com aquecimento, feitas por meio de anéis de lâmpada, velas ou interruptores de tomada.

METABOLISMO E EXCREÇÃO DOS ÓLEOS ESSENCIAIS

Quando os óleos essenciais entram em contato com o organismo – por meio de inalação, absorção cutânea ou difusão –, eles sofrem uma série de processos que visam modificar sua estrutura. Cada óleo vai desenvolver sua atividade e, depois de atingir o órgão ou tecido específico, será excretado pelos rins ou eliminado pela pele, pelos pulmões e por meio de fezes, em parcelas consideráveis. No fígado pode haver uma decomposição de determinados óleos essenciais em substâncias tóxicas e, às vezes, carcinogênicas. Exemplos: óleos essenciais de canela (safrol) e de manjericão (estragol).

ÓLEOS VEGETAIS (CARREADORES)

São óleos extraídos principalmente das sementes de plantas e frutas com características terapêuticas de aumentar a proteção da pele contra a perda excessiva de líquidos, bem como melhorar a respiração cutânea e assimilar a luz solar. São biodegradáveis e utilizados em sinergia com óleos essenciais (indicados para diluir óleos essenciais).

O quadro a seguir apresenta alguns exemplos de óleos vegetais e de suas propriedades.

QUADRO 2. ÓLEOS VEGETAIS E SUAS PROPRIEDADES

ÓLEO VEGETAL	COMPOSIÇÃO	PROPRIEDADES
Amêndoas doces	Vitaminas A, B e E	Hidratante, calmante e emoliente
Semente de uva	Alfa-tocoferol e ácido linoleico	Revitalizante e regenerador
Girassol	Vitamina E	Revitalizante e cicatrizante
Rosa-mosqueta	Ácidos graxos insaturados	Regeneração celular
Gérmen de trigo	Vitamina E	Revitalizante e cicatrizante
Abacate	Vitaminas A, B e C	Emoliente e nutritivo

ÓLEOS MINERAIS

São óleos obtidos por destilação do petróleo, incolores e inodoros, com a característica de formar uma barreira na pele, a qual, no entanto, pode acumular, causando obstrução do tecido. Podem causar reações citotóxicas e alérgicas por apresentarem elementos contaminantes em sua composição. Não são biodegradáveis nem solúveis em água; portanto, esses óleos também dificultam a absorção de ativos. Por conta de todos esses fatores, os óleos minerais não são utilizados na aromaterapia. Como exemplos podemos citar a parafina e a vaselina.

SUGESTÕES DE APLICAÇÃO DE ÓLEOS ESSENCIAIS E VEGETAIS

* **Massagem:** aplicar na proporção de 10 gotas de óleo essencial para 20 mL de óleo vegetal ou de 5 a 8 gotas de óleo essencial para 30 g de creme neutro.
* **Banho de imersão (banheiras):** utilizar de 3 a 5 gotas de óleo essencial.
* **Compressas:** aplicar na proporção de 2 gotas para 500 mL de água filtrada ou mineral.
* **Inalação:** utilizar de 8 a 12 gotas de óleo essencial para uma bacia de água quente.
* **Aromatizador de ambientes:** para um ambiente de 20 m², adicionar de 10 a 20 gotas de óleo essencial em um pouco de água.
* **Banho:** aplicar de 3 a 5 gotas do óleo essencial em cada canto do boxe do chuveiro. Inalar durante o banho.
* **Escalda-pés:** diluir em recipiente com água quente 6 gotas de óleo essencial em 5 mL (1 colher de chá) de óleo vegetal ou de 3 a 8 gotas de óleo essencial e 1 colher de sopa de sal grosso.

CONTRAINDICAÇÕES PARA O USO DOS ÓLEOS ESSENCIAIS

* Evitar exposição solar após aplicação, pois são substâncias fotossensibilizantes.

* Evitar a aplicação de óleo essencial puro na pele, pois pode ocasionar pigmentações e manchas.

* A ingestão não é indicada, pois pode promover alterações no organismo.

* Pessoas com hipertensão não devem fazer uso de óleo essencial de alecrim.

* Pessoas com pele sensível não devem fazer uso de óleos essenciais de cravo e de gengibre.

* Gestantes somente devem fazer uso de óleos essenciais com autorização médica.

ÓLEOS ESSENCIAIS NA PODOLOGIA

Os óleos essenciais são utilizados em preparações cosméticas na podologia com as seguintes funções:

* **Higienizante:** produto utilizado para retirar a sujidade dos pés (suor, resíduos de produtos, sebo). Exemplos: óleos essenciais de alecrim, de bergamota, de capim-limão, de cipreste e de eucalipto.

* **Loção antisséptica:** produto que evita a proliferação de micro-organismos. Exemplos: óleo essencial de melaleuca e de benjoim.

* **Emoliente:** produto que confere maciez aos pés. Exemplos: óleos essenciais de palmarosa, de patchuli e de eucalipto.

* **Hidratante:** produto que mantém o equilíbrio hídrico da pele. Exemplos: óleos essenciais de lavanda e de *grapefruit*.

* **Esfoliante:** produto que retira as células mortas, revitaliza e promove a renovação celular. Exemplo: substâncias abrasivas (argila branca, casca de nozes) com óleo essencial de *ylang-ylang*.

18 capítulo

Marketing e fidelização de clientes*

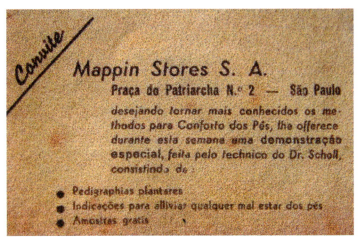

FIGURA 1. CARTÃO DE DIVULGAÇÃO DE PRODUTOS ORTOPÉDICOS E PODOLÓGICOS DA LOJA DR. SCHOLL, DATADO DO INÍCIO DO SÉCULO XX. PARA PROMOVER A MARCA, FORAM OFERECIDOS SERVIÇOS E AMOSTRAS GRATUITAMENTE NA LOJA MAPPIN STORE, LOCAL BASTANTE FREQUENTADO PELA ALTA SOCIEDADE DE SÃO PAULO NA ÉPOCA. (FONTE: ACERVO DOS AUTORES.)

No mercado competitivo de hoje, em que novos negócios e novas tecnologias surgem constantemente, uma empresa dificilmente sobrevive se apenas se preocupar em conseguir mais clientes. O mais importante não é apenas aumentar a carteira de clientes, e sim conseguir manter os atuais, estabelecendo relações duradouras. Além disso, atrair um novo cliente custa muito mais do que manter um cliente antigo. Nas pequenas e médias empresas, no entanto, é comum ocorrer certa falta de comprometimento no que diz respeito à fidelização dos clientes.

* Este capítulo contou com a colaboração de Humberto de Camargo Marques e Renato Levi.

Nos últimos anos, diversas pesquisas têm apontado para essa questão como um ponto relevante para a manutenção e o crescimento dos negócios; e o mercado tem buscado compreender e criar novas estratégias para atingir tal fidelização.

O podólogo está inserido nesse cenário mercadológico, e, portanto, precisa estar atento à sua atuação profissional, seja como autônomo, seja como funcionário de uma empresa, no que diz respeito ao atendimento aos clientes; uma vez que a fidelização do cliente também tem forte relação com a qualidade do serviço prestado.

Atenta a esses fatos, a empresa citada no final do capítulo como estudo de caso buscou aprimorar seu atendimento, dando mais atenção aos clientes atuais em vez de sair à procura de novos, e usando a teoria de que um cliente encantado traz pelo menos mais dois à empresa.

MARKETING: ALGUNS CONCEITOS

Segundo Kotler (2002, p. 52), o conceito de marketing está além da venda e da divulgação de determinado produto ou serviço; ele

> (...) busca a identificação da necessidade do consumidor, criando uma oportunidade e utilizando ferramentas para levar essa oportunidade ao consumidor; tendo em vista que o consumidor, por si só, não é estimulado a comprar determinado produto.

Portanto, para o marketing, é importante compreender o mercado e as necessidades e preferências do consumidor a fim de administrar a demanda de serviços ou produtos e oferecê-los com qualidade.

Conhecer, encantar, servir e corresponder aos anseios dos clientes é fundamental para o sucesso do empreendimento e exige uma gestão sistemática desse relacionamento (BOGMANN, 2000, p. 23).

Em primeiro lugar, é preciso ter em mente que o cliente não depende da empresa; ela é que depende dele, afinal, se ninguém consumisse os produtos ou serviços oferecidos, a empresa simplesmente fecharia as portas. Além disso, não se deve esquecer de que esse cliente não é apenas sinônimo de dinheiro: ele é, antes de tudo, um ser humano, que possui uma bagagem de vida, sentimentos, opiniões e necessidades que precisam ser atendidas, e portanto deve ser tratado com respeito e consideração.

Podemos dividir os clientes de uma empresa em duas categorias: o cliente externo e o cliente interno. O cliente externo é aquele que paga pelos produtos e serviços sem participar do seu processo de produção e realização (BOGMANN, 2000, p. 36). Já o cliente interno é o funcionário da empresa que presta o serviço e que muitas vezes tem contato direto com o cliente externo. É ele quem faz ou deixa de fazer para que a expectativa do cliente final seja satisfeita/superada ou não (BOGMANN, 2000, p. 39). Compreender a importância do cliente interno pode auxiliar a organização a melhorar seus serviços, garantindo um clima organizacional positivo e oferecendo, como consequência, uma maior satisfação ao cliente externo.

Como já foi dito, o principal segredo da satisfação dos clientes está em cuidar – e muito bem – de suas necessidades, as quais, como sugere a pirâmide de Maslow, consistem principalmente em: necessidades básicas (fisiológicas), necessidades de segurança e estabilidade, necessidades de participação social (relacionamento), necessidades de estima e necessidades de autorrealização.

A qualidade muitas vezes está relacionada ao que o cliente espera de determinado produto ou serviço, ou seja, a como ele espera que esse produto ou serviço supra suas necessidades. No entanto, muitos clientes deixam de consumir determinado produto ou serviço simplesmente pelo fato de não se sentirem bem com o atendimento do vendedor/prestador, com a recepção ou o ambiente em que é recebido, ou mesmo com a falta de alguns agrados. Portanto, é de grande importância atentar-se a todos esses critérios para atingir um bom grau de satisfação dos clientes.

É importante lembrar que um cliente bem tratado retorna com frequência à empresa, e nem sempre se tem uma segunda chance de causar boa impressão; portanto, esse cliente deve ser conquistado desde sua primeira visita. Recuperar o cliente perdido custará muito mais do que mantê-lo.

FIDELIZAÇÃO E MARKETING DE RELACIONAMENTO

Em um mercado no qual o cliente tem tantas opções de produtos ou serviços, é importante estabelecer uma relação pessoal para que a empresa se diferencie e conquiste sua fidelidade.

O dicionário Aurélio define "fiel" como aquele que é digno de fé; que cumpre aquilo a que se propõe, sendo leal, honrado, íntegro, seguro, constante, perseverante, verdadeiro, amigo. Segundo Bogmann (2000, p. 22),

> No contexto empresarial, cliente fiel é aquele que está envolvido, presente; aquele que não muda de fornecedor, e mantém consumo frequente, optando por uma organização em particular sempre que necessita de um determinado produto ou serviço.

Fidelizar, portanto, é transformar um comprador eventual em um comprador frequente; fazer com que esse cliente compre cada vez mais e até divulgue a empresa (BOGMANN, 2000, p. 87).

Nesse sentido, o marketing de relacionamento busca trazer o cliente externo para dentro da empresa, ajudando-o a definir seus próprios interesses. Segundo Bogmann (2000, p. 24), o marketing de relacionamento:

* procura criar novo valor para os clientes e compartilhar esse valor entre o produtor e o consumidor;
* reconhece o papel fundamental que os clientes individuais têm, não apenas como compradores, mas na definição do valor que desejam (o cliente ajuda a empresa a fornecer o pacote de benefícios que ele valoriza, assim, o valor é criado com os clientes, e não por eles);
* exige que uma empresa planeje e alinhe seus processos de negociação, suas políticas de comunicação, sua tecnologia e seu pessoal para manter o valor que o cliente individual deseja;
* é um esforço contínuo e colaborativo entre comprador e vendedor, e, desse modo, funciona em tempo real;

* reconhece o valor dos clientes por seu período de vida de consumo, e não como clientes ou organizações individuais que devem ser abordados a cada ocasião de compra;

* procura construir uma cadeia de relacionamento dentro da organização para criar o valor desejado pelos clientes, assim como entre a organização e seus principais participantes, incluindo fornecedores, canais de distribuição intermediários e acionistas.

Algumas estratégias podem ser utilizadas para identificar o consumidor fiel, conhecendo seu perfil, suas necessidades e preferências, e para estabelecer uma comunicação efetiva com ele. Como exemplo, podemos citar o preenchimento de formulários ou pesquisas de satisfação, a utilização de bancos de dados com informações sobre esses clientes e a criação de clubes de fidelidade.

O banco de dados é uma ferramenta muito importante para o sucesso do marketing de relacionamento, pois não constitui apenas uma listagem de endereços e telefones, e sim um instrumento completo, que permite conhecer o cliente mais a fundo e classificá-lo, de forma a orientar as ações que possam atendê-lo.

As pesquisas de satisfação irão ajudar a empresa a ouvir o que o cliente deseja. Em geral, é ele quem decide se o serviço ou o produto é de qualidade, por isso, escutar o cliente é uma forma de compreender as expectativas do mercado e de medir a qualidade do serviço.

Do mesmo modo, a criação de clubes de fidelidade ajuda o cliente a se identificar ainda mais com o produto ou serviço e a ver mais vantagens em continuar seu uso.

Segundo Bogmann (2000, p. 90), os programas de fidelidade

> (...) devem estar empenhados em criar "momentos mágicos", ou seja, situações nas quais os clientes sejam positivamente impressionados. Um momento mágico pode ser entendido como um serviço não esperado que cause encantamento no cliente, tornando um momento inesquecível.

Nem sempre é possível beneficiar todos os clientes, dependendo do custo dos investimentos feitos com a fidelização; porém, muitas vezes, iniciativas pequenas já podem gerar um resultado positivo. A empresa deve agir de acordo com o que sua receita permite, gerando um valor agregado por meio de benefícios tangíveis para os melhores clientes (BOGMANN, 2000, p. 89).

ESTRATÉGIAS DE GESTÃO APLICADAS À PODOLOGIA

A seguir, serão apresentadas as principais perguntas feitas em palestras, treinamentos e consultorias nos espaços podológicos acerca do marketing e do relacionamento com clientes na prática podológica.

1. Sua marca é bem estabelecida? Ela é conhecida?

Quando você pensa em um refrigerante, qual marca vem à sua cabeça? E em uma lanchonete? Com o passar dos anos, a construção de uma marca faz com que ela se torne referência para os clientes, seja no caso de um produto, seja no de uma prestação de serviços.

Muitos profissionais se perguntam se na podologia existe a possibilidade de criar uma marca forte perante os clientes. Assim como ocorre com toda empresa, independentemente do segmento, uma boa estratégia é primeiro saber olhar para dentro da empresa e depois para fora. Existem algumas diretrizes administrativas que precisam ser bem definidas para a construção de uma marca forte. São elas:

* **Missão:** consiste em definir o objetivo do seu espaço podológico. O porquê de ele existir, o que ele oferece aos seus clientes.

* **Visão:** consiste em definir aonde seu espaço podológico quer chegar. Qual é o sonho dos sócios, o que querem para a empresa.

* **Valores:** consiste em definir os princípios do seu espaço podológico, aqueles que guiam a vida da empresa, tendo um papel tanto de atender a seus objetivos quanto às necessidades de todos aqueles em volta.

Quando se constituem essas diretrizes administrativas, todas as pessoas que atuam na empresa devem conhecê-las, afinal, se os próprios colaboradores não sabem os objetivos da empresa, imagine seus clientes?

A missão, a visão e os valores também terão que ser utilizados na comunicação da empresa, seja em seu *site*, seja nas redes sociais, em assinaturas de *e-mail*, etc. Isso é importante, pois o cliente precisa ser informado do tipo de estabelecimento em que está entrando, de quais são seus objetivos e princípios. É a partir desse ponto que a marca de seu estabelecimento começa a se tornar referência perante os clientes.

2. Mesmo depois de um tempo no mercado, como seus serviços ainda podem ser vistos como os melhores? Ou como diferenciados, atualizados?

No ramo da podologia, uma atenção especial deve ser dada a este aspecto dos serviços prestados: a diferenciação!

A grande dúvida dos profissionais da área é exatamente como se tornar diferenciado em um mercado tão competitivo. Uma excelente estratégia é realizar uma pesquisa com os principais concorrentes do bairro (recomenda-se fazer uma pesquisa detalhada pelo menos em um raio de 1 km do ponto de atendimento de seu espaço podológico). Nessa pesquisa, sugere-se fazer o levantamento dos pontos fortes e fracos dos seus concorrentes. Alguns pontos a serem observados são:

* estacionamento e fachada do estabelecimento;
* sala de espera;
* entretenimento;
* qualidade do atendimento;
* serviços prestados em geral;
* preço e condições de pagamento;

＊ outros, conforme a necessidade.

Com essa análise, o profissional pode começar a pensar em maneiras de se diferenciar e tornar-se referência de atendimento em seu bairro.

3. Serviços de podologia: qual é o seu valor?

Quando se fala em valor, não se fala exatamente em preço. Estipular um preço é pensar somente na estratégia aplicada para que o cliente desembolse determinada quantia financeira após a realização do procedimento que lhe foi prestado. A grande questão é pensar no valor agregado aos seus serviços, afinal, o cliente está sempre disposto a pagar pelo que lhe foi oferecido, ainda mais se suas expectativas foram ultrapassadas. A partir do momento que o cliente identificar que sua marca é forte e que o podólogo tem um diferencial perante os concorrentes – por exemplo, com os pontos observados no item anterior –, o profissional começa a ser valorizado.

Para ilustrar o significado do valor agregado e de como se tornar referência em um segmento, temos o exemplo de uma marca de celular: o smartphone da Apple (iPhone). Sabe-se que ele não é um aparelho barato, mas, então, por que continua sendo um dos mais vendidos no mundo? Provavelmente porque oferece elementos que se destacam dos demais. Pense nisto: a diferenciação é o valor agregado ao seu serviço prestado.

4. Você está recebendo bem seus clientes? Eles saem com vontade de voltar?

Como todos sabem, vivemos em um mundo globalizado. Para o segmento da podologia, o reflexo dessa globalização é o aumento da competição na área da saúde e bem-estar. Para atingir um diferencial, diversas estratégias podem ser utilizadas, mas o mais importante é investir em serviços de atendimento podológico de alta qualidade.

Um cliente de podologia precisa ser surpreendido positivamente durante o atendimento. Para o profissional, é muito prazeroso quando, após a saída do gabinete, o cliente olha para os pés e demonstra a maravilhosa sensação de ter sua expectativa superada em relação ao atendimento. Atender o cliente como se fosse o único, dar a atenção merecida e superar suas expectativas são o segredo para um atendimento eficaz.

Outro ponto muito importante é ter uma comunicação assertiva com esse cliente. Ou seja, ter certeza de que as informações cheguem até ele, que ele conheça seus serviços e seu diferencial, e que saiba que suas opiniões serão ouvidas.

5. Quais são os ajustes necessários em um espaço podológico?

Como toda e qualquer empresa, muitas vezes é necessário fazer algumas alguns ajustes dentro do espaço podológico para atender melhor os clientes, que vão desde ajustes físicos a adequações na prestação de serviços.

Quando se fala em ajustes físicos, alguns indicadores são importantes para qualquer empresa, independentemente do segmento de atuação – por exemplo, os indicadores de satisfação do cliente. Uma pesquisa de satisfação é sempre bem-vinda, afinal, o profissional deve "arrumar a casa" para receber muito bem seu maior patrimônio, o cliente.

Alguns ajustes a serem observados dizem respeito a:

* recepção do cliente em geral;

* sala de espera;

* ambientação;

* cadastro dos clientes;

* *layout* do espaço podológico;

* outros pontos levantados na pesquisa de satisfação.

Quando se fala em ajustes na prestação de serviços, pode-se considerar, por exemplo, a especialização e a atualização do profissional. É recomendável que o podólogo participe de feiras, congressos, palestras e cursos de especialização na área, atualizando-se em relação a novos conhecimentos e métodos e fazendo sua rede de contatos e/ou relacionamentos (*networking*). Por meio dessas estratégias, o profissional poderá fazer ajustes adequados em seus procedimentos.

FIDELIZAÇÃO DOS CLIENTES INTERNOS

Já que falamos na fidelização de clientes, é muito importante lembrar que a clínica ou (ou o gabinete) também deve contar com a fidelização dos clientes internos, ou seja, de seus profissionais, pois estes são peças-chave para o processo de fidelização do cliente externo. O cliente que frequenta determinada clínica provavelmente já se habituou com a localização, com as instalações e principalmente com o atendimento prestado pelo podólogo; portanto, esse funcionário exerce um importante papel na satisfação do cliente e em sua manutenção como cliente ativo.

No Brasil, houve uma empresa de podologia que, depois de atuar por muitos anos no mercado, mudou seu sistema de administração, passando a contar apenas com sócios-investidores que não estavam necessariamente comprometidos com a empresa e visavam apenas ao lucro. Muitos funcionários se sentiram desmotivados com a mudança, pois perderam o bom relacionamento patrão/empregado e viram surgir diversos conflitos. Esses profissionais pediram demissão ou foram dispensados, e, como já possuíam uma bagagem de conhecimento e experiência, muitos montaram novos negócios, que se tornaram concorrentes. Após esse fato, a empresa não conseguiu se manter no mercado e acabou encerrando suas atividades. Conclui-se, portanto, que o bom negócio é aquele que satisfaz as três partes envolvidas no processo: a empresa, o empregado e o cliente.

O podólogo é um profissional liberal autônomo e comissionado; portanto, a empresa deve tratá-lo como um sócio individual e ter alguns cuidados para que ele se sinta satisfeito e colabore para o crescimento da empresa como um todo. Algumas dicas para garantir essa fidelização do funcionário são:

* jamais diminuir a porcentagem de comissão contratada inicialmente;
* se possível, contratar o funcionário por turnos de serviço, para que a carga horária não seja sobrecarregada;

* não obrigar o funcionário a ter um horário rígido de trabalho se não tiver clientes agendados;

* quando o profissional manifestar a ocorrência de qualquer problema – seja relacionado ao trabalho, seja de cunho pessoal ou de saúde –, mostrar interesse, oferecendo ajuda ou liberando-o, dependendo do caso. É importante lembrar que o podólogo trabalha diretamente com pessoas, utilizando inclusive instrumentos perfurocortantes; portanto, ele deve estar em plena capacidade mental e física para executar seu serviço.

A serenidade, o compromisso e o profissionalismo devem sempre permear a relação entre os empregadores e os clientes internos.

Ao inaugurar uma nova clínica ou espaço de podologia, pode ser que o podólogo empreendedor já tenha atuado por anos como empregado, muitas vezes em um espaço próximo das novas instalações, e há chances de que ele leve consigo os clientes fidelizados para esse outro lugar. Se esse for o caso, o podólogo não deve se esquecer dos erros cometidos por seu antigo empregador – erros que provavelmente o levaram a iniciar essa nova empreitada, e que devem servir de aprendizado para o futuro.

ESTUDO DE CASO

A EMPRESA

Como exemplo de um caso de aplicação do marketing de relacionamento com sucesso, utilizaremos uma empresa familiar do ramo ortopédico, hospitalar e de serviços de podologia e estética, fundada no fim da década de 1990 e com sede na capital de São Paulo. Na época de sua fundação, um dos sócios trabalhava em uma empresa do mesmo segmento que acabou encerrando suas atividades, levando-o a arriscar e investir no negócio próprio.

O começo foi difícil, uma luta árdua em busca do crescimento: o capital inicial investido mostrou-se insuficiente para conseguir manter a empresa viva no mercado e, portanto, os sócios tiveram que se desfazer de alguns bens materiais para reinvestir, pois acreditavam que tinham um grande potencial em seu segmento.

De início, a empresa apenas comercializava produtos ortopédicos e cirúrgicos, o que dificultava o aumento de suas receitas, já que sua sobrevivência vinha apenas de compra e venda de mercadorias. No decorrer dos anos, porém, muita coisa mudou, e hoje, embora ainda sejam oferecidos produtos ortopédicos e cirúrgicos, o principal são os serviços de podologia (cuidados com os pés), que auxiliaram a empresa a se constituir de maneira mais sólida no mercado, com a tendência de crescer ainda mais em seu segmento.

INÍCIO DO MARKETING DE RELACIONAMENTO

Como todo empreendimento, o ideal é criar uma aliança com os clientes para poder crescer. Neste mundo tão competitivo, qualquer diferencial pode tornar o cliente fiel à empresa. Pensando dessa maneira, a empresa usada como exemplo enxergou que o futuro não estaria apenas na venda e na compra de produtos, e sim na fidelização de seus clientes.

Essa questão do marketing de relacionamento surgiu principalmente quando a empresa passou por uma crise financeira, na qual os sócios tiveram que alavancar o capital de giro da empresa. Para isso, em vez de recorrer ao banco, utilizaram seus próprios bens materiais. Porém, a dúvida ficou: "vamos colocar mais dinheiro em um negócio que, infelizmente, está dando prejuízo?". Dessa pergunta surgiu a ideia de ouvir os clientes para descobrir no que exatamente precisariam investir. Quem são esses clientes? O que querem? Como querem?

A partir do momento que os sócios investiram em algo que os clientes queriam, ficou mais fácil. Compraram as mercadorias de que os clientes mais gostavam, evitando assim um alto estoque de mercadorias de baixo giro, pois estoque parado é dinheiro perdido. Na pesquisa de mercado dentro da própria empresa, os clientes responderam a perguntas como:

* O que o(a) sr.(a) gostaria de encontrar na empresa?
* Qual é o grau de satisfação do(a) sr.(a) atualmente em relação ao nosso atendimento?
* O nosso sucesso depende da sua satisfação. Fale sobre o que precisa ser mudado.

Os panfletos com as perguntas eram deixados na entrada da loja e também eram entregues na porta do estabelecimento por funcionários, mesmo às pessoas que apenas passavam por ali.

O resultado foi muito bom; grande parte dos clientes foram diretos. Muitos pediram para melhorar o atendimento dos vendedores, que tivessem mais carinho e respeito; outros, que fossem oferecidos elementos como água gelada, um pouco mais de ventilação, som ambiente, vendedores uniformizados e identificados, estacionamento, etc. Todas essas respostas serviram de incentivo aos sócios para colocar em prática mais um investimento e tentar manter a empresa ainda viva no mercado.

Fizeram melhorias nas instalações, dispensaram alguns vendedores e contrataram outros, uniformizaram seus funcionários, compraram bebedouro elétrico para a água sair sempre na temperatura ideal para o cliente e fizeram uma parceria com o estacionamento da região. Enfim, escutaram seus clientes e fizeram tudo do jeito que eles queriam, para mantê-los motivados a continuar frequentando seu estabelecimento.

Alguns meses se passaram e novamente os lucros não eram tão altos. Antes de entrar em mais uma crise financeira, outro questionário foi realizado com os clientes. O resultado também foi muito bom, algumas melhorias foram realizadas e, a partir desse momento, a história e o segmento de atuação da empresa passariam por mudanças.

Uma boa parte dos clientes sugeriu, nessa segunda pesquisa, a implantação de um serviço chamado podologia. Na época, tal questão assustou os sócios, que mal sabiam do que se tratava a podologia. Porém, como a pesquisa mostrou que os clientes estavam aptos a aceitar tal serviço, eles resolveram pesquisar mais sobre o assunto. Foram ao Senac, o centro de formação desses profissionais, conversaram com algumas podólogas e o resultado foi ótimo: aprenderam que este é um ramo promissor e está em crescimento.

Realizaram também uma pesquisa na região onde a empresa estava localizada e ficou clara a carência desse tipo de serviço. Na verdade, o serviço já era prestado na região, porém não com profissionais especializados, e sim com manicures e pedicuros dentro do próprio salão de beleza. Caía, assim, a credibilidade do local, e por isso os clientes colocaram tal serviço como prioridade.

A empresa montou, então, sua primeira cabine de atendimento, com equipamentos esterilizados, atendimento personalizado e diferenciado, materiais descartáveis (conforme solicitação do Ministério da Saúde). Contratou-se uma profissional diplomada e qualificada. No começo foi difícil, pois o preço cobrado para a região era considerado elevado. Conforme foi passando o tempo, os clientes se acostumaram com a ideia do preço e do serviço prestado, pois era de qualidade, e passaram a voltar uma vez por mês para a manutenção do serviço. O crescimento foi contínuo, até chegar ao ponto de uma simples cabine de atendimento tornar-se pequena e insuficiente para o atendimento do público.

Alguns clientes chegaram a ser dispensados, pois naquele momento o espaço físico da loja era insuficiente para montar mais uma sala de atendimento podológico. Percebe-se, então, que a empresa já tinha realizado um trabalho de fidelização dos clientes, sem ao menos saber ao certo o que seria isso. Os clientes gostavam do atendimento das profissionais e ao mesmo tempo sentiam-se em casa com o conforto que aquela cabine de atendimento lhes trazia.

Gastou-se muito com propagandas em jornais de bairro e mala direta, mas o que deu mesmo resultado foi a propaganda boca a boca, pois um cliente satisfeito traz vários outros para seu estabelecimento; enquanto um cliente insatisfeito pode tirar vinte outros, em média, ao fazer propaganda negativa. Por isso, a sala de atendimento funcionou como um elo entre a empresa e seus clientes. Aos poucos ficou evidente a necessidade de construir mais uma sala, e foi o que os sócios fizeram: montaram outra sala com o mesmo conforto e espaço proporcionados pela primeira. Contrataram, também, mais uma profissional, e logo se começou a alavancar a carteira de clientes, que na época já passava da casa dos quatrocentos clientes ativos.

A partir desse momento, a pequena loja de bairro já se tornava uma loja-conceito do ramo de podologia, com atendimento diferenciado e duas salas cada vez mais cheias.

EVOLUÇÃO DO MARKETING DE RELACIONAMENTO

Conforme passavam os dias, o movimento crescia e os sócios tinham a certeza de que não precisariam realizar mais nenhum tipo de mudança. Mas, junto do sucesso, veio a incerteza acerca do futuro, pois instalaram-se na região duas outras clínicas do mesmo segmento. A empresa confiava em seu atendimento e em suas profissionais, porém o preço começava a ser um obstáculo. As novas concorrentes colocaram, como pura estratégia de preço, o valor muito abaixo do aplicado pela empresa: quase 35% a menos, e isso para o cliente é muito chamativo.

Nesse momento a preocupação dos sócios com o marketing de relacionamento e o programa de fidelização dos clientes aumentou. Depois de conseguir os clientes, o principal objetivo era mantê-los, e sabemos que muitas vezes é até mais barato manter do que conquistar novos clientes. A principal estratégia adotada foi incentivar os clientes a visitarem os concorrentes e perceberem que o preço aplicado por eles não seria levado em conta quando a questão fosse higiene, conforto e atendimento. Foi o que aconteceu: muitos realmente foram seduzidos a visitar as instalações dos concorrentes, porém grande parte acabou voltando.

A empresa então investiu mais ainda em suas instalações e acreditou que o número de clientes aumentaria gradativamente conforme a satisfação de seus clientes aumentasse. Os sócios realizaram uma estratégia inédita em sua história: como o espaço físico era restrito, resolveram diminuir o espaço dedicado à comercialização de produtos e construíram ali mais uma sala de atendimento.

Ficou claro, então, que o segredo da empresa era realmente seus clientes. Ela se esforçava para realizar o atendimento perfeito de toda maneira, para que seu cliente saísse da loja encantado. Tudo foi realizado e construído pensando em seus clientes, respondendo sempre àquelas perguntas: quem são eles? O que eles querem? Como eles querem? Todas as pesquisas de satisfação respondidas por eles eram levadas em conta. As respostas eram as mais diferentes possíveis, desde a pintura da parte interna da loja, instalação de ar-condicionado, músicas relaxantes, facilidade no pagamento. Até um detalhe inusitado como a cor do papel higiênico foi escolhido pelos clientes: em unanimidade, eles solicitaram a cor verde, e foram atendidos rapidamente – tudo para que pudessem se sentir em casa e encantados com os serviços prestados.

Em umas dessas pesquisas de satisfação, e mantendo o marketing de relacionamento, surgiu a sugestão de outro segmento para a empresa entrar e ter sucesso: o serviço de depilação. Segundo os clientes da empresa, faltava na região uma clínica ou um estabelecimento que oferecesse um serviço de depilação higiênico e confiável. Os sócios, então, mudaram completamente o *layout* da loja, alugaram mais um prédio ao lado, realizaram uma grande reforma e, enfim, inauguraram também uma sala de depilação que se tornaria muito bem frequentada, inclusive pelos mesmos clientes que já existiam na loja. Mais uma vez, ouvindo seus clientes, a empresa se tornaria sólida no mercado de atuação.

A empresa ainda informatizou seu sistema de relação com os clientes, cadastrando-os um por um (a essa altura já chegavam à casa dos 2 mil clientes ativos) e registrando dados como data de nascimento, endereço, cor preferida, signo, profissão, sonho a ser realizado, enfim, informações que permitissem conhecê-los a fundo. Qual é a estratégia nisso? Simples: alguns dias antes do aniversário do cliente, o sistema informava e a empresa mandava um cartão de aniversário, parabenizando-o por aquele dia tão especial, e no próprio dia um dos sócios ou a profissional que atendia aquele cliente entrava em contato dando os parabéns ao vivo.

Com alguns clientes, a medida ia além: no dia do aniversário, a empresa mandava uma cesta de café da manhã ou uma cesta de flores, chocolates, o jornal ou vinho da preferência do cliente (conforme seus gostos já cadastrados no sistema), enfim, tudo para agradá-lo. Que cliente não ficaria feliz com essa bajulação? Impossível não gostar. E essa atitude passou a ser adotada não apenas no dia do aniversário dos clientes: eles também eram lembrados pelos funcionários no dia internacional da mulher, no dia das mães, no dia dos pais, no dia do amigo, no dia da avó, nos dias das profissões deles, etc. – o sistema sempre informava quais eram as datas comemorativas e quais clientes seriam lembrados.

A implementação do *software* para ajudar a manter a relação com os clientes mais próxima agilizou também o processo de direcionamento dos produtos ao público-alvo. Por exemplo, quando chega alguma mercadoria para pessoas que têm diabetes – um calçado diferenciado, por exemplo –, o próprio sistema informa à empresa quais clientes têm o perfil para o produto.

Com um investimento relativamente baixo, a empresa se tornou amiga do cliente. Não necessariamente é preciso gastar muito para colocar em prática o marketing de relacionamento, basta usar a criatividade e adotar algumas medidas que levem à satisfação total do cliente com a empresa.

Naquele momento, o programa de fidelização também foi reforçado com um cartão que dava ao cliente acesso total à empresa e a seus serviços. A cada série de atendimento, tanto no serviço de podologia como no de depilação, o cliente ganhava pontos de bônus para serem utilizados nos próprios serviços ou na compra de determinado produto na loja. Além disso, com esse cartão de fidelização, se o cliente apresentasse mais dois amigos para a loja, e se estes se tornassem clientes também, o dono do cartão ganharia uma seção de podologia ou uma seção de depilação gratuitamente; assim, o cliente era induzido a chamar sempre uma amiga, uma vizinha, a filha... Trata-se de uma estratégia de fidelização que com certeza incentiva todos na empresa: o cliente, as profissionais e os sócios.

Com o programa de fidelização, a empresa conseguiu permanecer com todos os seus clientes ativos e ainda triplicar seu número. Isso foi alcançado com um marketing de relacionamento bem elaborado, buscando sempre ouvir os clientes para conseguir galgar posições financeiras mais satisfatórias.

MARKETING DE RELACIONAMENTO COM OS CLIENTES INTERNOS

Como todo caso de sucesso passa também por alguns obstáculos, começaram a surgir alguns conflitos entre os clientes internos da empresa, isto é, os funcionários. As podólogas não têm salário fixo – em vez disso recebem uma porcentagem de 50% do atendimento. Tal porcentagem era o suficiente para que as profissionais trabalhassem tranquilas, e dependendo do caso, tivessem uma estabilidade financeira. Porém, com a introdução de uma terceira profissional e com o aumento do número de serviços, a probabilidade de uma profissional querer atender mais que a outra para conseguir ganhar um pouco mais no final do mês era grande. Com isso, uma crise interna se iniciou, tornando o ambiente um pouco desagradável e pesado; e isso, claro, foi sentido pelos clientes.

Os sócios então viram a necessidade de trazer a estratégia de marketing de relacionamento para dentro da própria organização, abrangendo também os funcionários – pois não adiantaria nada conseguir segurar o cliente, fazer um trabalho forte de fidelização, para depois perdê-lo por causa de disputas entre funcionários. O tempo mínimo do atendimento costuma ser de uma hora por pessoa, ou seja, tempo suficiente para efetuar o tratamento normal dos pés e ainda realizar serviços agregadores de valor (como massagem relaxante ou reflexologia); mas a disputa começou a tornar-se tão acirrada que o tempo de atendimento passou para quarenta minutos, pois assim as funcionárias podiam aumentar o intervalo para atender mais clientes. Ora, se a empresa visava à satisfação total do cliente, isso estava errado!

A empresa criou um formulário interno para ouvir também as profissionais da área, solicitando dicas e ideias para tornar o ambiente de trabalho mais satisfatório e agradável para todos. Começou aí a realização do marketing de relacionamento interno, de forma que as funcionárias, juntas, ajudassem a transformar o serviço e o ambiente da melhor maneira possível, todas trabalhando em conjunto. Por intermédio de um dos sócios, ficou estabelecido que a melhor maneira de amenizar a situação era a estipulação de metas coletivas. Ficou claro, então, que todas iriam trabalhar em conjunto para atingir esse número, o que, para algumas, parecia impossível de se realizar no início.

Além disso, também foi estipulado um salário fixo para as profissionais, e, se atingissem a meta mensal, elas ganhariam uma bonificação no final do mês. Os sócios também deixaram claro que de nada adiantaria uma profissional conseguir atingir essa meta pessoal se a meta coletiva não tivesse sido alcançada. Seria um trabalho em equipe, todas ao encontro do objetivo coletivo. Efetuando os cálculos, cada podóloga ganharia cerca de 25% a mais se atingissem esse número.

Outra estratégia de marketing de relacionamento que deu resultado foi a identificação das necessidades dos funcionários, e a empresa ofereceu a eles exatamente o que eles queriam. Todos novamente saíram ganhando: a empresa, os funcionários e os clientes, pois tal meta vem sendo atingida todos os meses, e a cada mês novos objetivos são estipulados, fazendo com que a qualidade do atendimento permaneça como o diferencial da empresa.

É evidente a grande importância que o marketing de relacionamento teve para a empresa, pois foi por meio dessa estratégia que ela conseguiu realizar todos os serviços conforme os desejos dos seus clientes, e ao mesmo tempo superou as crises financeiras pelas quais passou ao longo de sua história. De nada adiantaria investir mais e mais dinheiro em algo incerto; bastou escutar seus clientes e funcionários e investir no que eles queriam.

SITUAÇÃO ATUAL DA EMPRESA

Atualmente, a empresa continua em posição sólida no mercado, possuindo uma carteira grande de clientes cadastrados e ativos, tanto no ramo da podologia quanto da depilação e na comercialização de produtos. Mantendo uma relação mais próxima, a empresa conseguiu se estabilizar com os clientes, evitando assim a curiosidade de irem até a concorrência.

O programa de fidelização é um sucesso. O cliente é induzido sempre a trazer ou apresentar um conhecido, usufruindo assim de variados descontos na empresa. Entre os clientes ativos, 90% utilizam – e muito – o cartão fidelidade, aumentando o fluxo de pessoas dentro da loja e dentro das salas de atendimento da podologia.

Sempre que o cliente sai da sala de atendimento, ele é questionado sobre o atendimento, e, quando necessário, a empresa atende suas exigências para que na próxima visita o cliente saia totalmente satisfeito com o serviço prestado. Em alguns casos, a profissional liga para o cliente alguns dias depois, para verificar se o trabalho realizado agradou o cliente e se necessita realizar algum tipo de manutenção, sem custo. Tudo para que o cliente se sinta bem e saiba que a empresa, acima de tudo, quer a satisfação dele.

As profissionais hoje trabalham sempre em conjunto, evitando discussões internas para ver quem atende mais que a outra. Essa estratégia, por sinal, segundo os sócios, foi uma das mais vantajosas para a empresa. Hoje, em vez de serem comissionadas, todas têm um bom salário fixo e, ao atingir o número geral de atendimento, ganham um incentivo extra por meio de premiações. Tal estratégia é vista com bons olhos pelas profissionais, e assim elas, juntas, vão ao encontro desses brindes; atingindo-se a meta estipulada, são quatro prêmios para as quatro profissionais de atendimento.

Parece muito? Não, segundo os sócios. É um investimento alto, porém satisfatório, pois um funcionário, ou melhor, um cliente interno motivado renderá à empresa, nos próximos anos, frutos ainda melhores.

Falando no futuro, a empresa também já traçou as próximas etapas de seu planejamento estratégico: continuar fortemente com o programa de fidelização, e realizar, entre os clientes que estão nesse programa, sorteios mensais de cestas/brindes. Ou seja, se o cliente, no período de um mês, retornar no mínimo duas vezes, ou se trouxer três pessoas, estará concorrendo ao prêmio no final do mês. O cliente, assim, sentirá a necessidade de trazer mais pessoas ou de frequentar ainda mais o centro de podologia, pelo menos duas vezes ao mês. Uma estratégia que, segundo os sócios, fará com que a meta de atendimento para os próximos anos aumente; dessa forma, os prêmios para as profissionais também serão mais atrativos e a motivação de trabalhar e de atender será muito grande.

CONCLUSÃO

Muitas empresas com foco apenas na eficiência operacional têm falhado, pois possuem como meta o retorno dos investimentos, mas sem se preocupar com a fidelização dos clientes. Qualquer empresa sem estratégia corre o risco de ficar sem rumo, perdendo a oportunidade de se firmar de forma sólida e diferenciada perante os concorrentes e os clientes.

Para atingir uma posição diferenciada, as empresas devem se reavaliar e instituir uma cadeia de valor que possa encantar o cliente e se destacar. Como afirma Bogmann (2000, pp. 123-124),

> O marketing de relacionamento surge como resposta para sustentar e/ou melhorar a vantagem competitiva, pois permeia e monitora cada elo da cadeia de valor, transformando a maneira como cada atividade é desenvolvida e alterando a própria natureza da ligação entre cada uma das atividades e entre cada uma das outras cadeias. Não existe prestação de serviços se não houver relacionamento. O serviço é um produto consumido na hora. A relação existente entre o cliente e a empresa define o sucesso ou insucesso do seu consumo. (...)
>
> Muitas vezes o cliente não sabe o que quer e também não sabe como pedir. O marketing de relacionamento permite adiantar esclarecimentos por viabilizar melhor conhecimento da clientela. Porém, tal fidelização exige conhecimento e estratégia. Os programas de fidelização constituem elemento fundamental do marketing de relacionamento.

A empresa usada como exemplo neste capítulo aplicou bem os conceitos de marketing de relacionamento utilizando seu principal segredo, que foi escutar e atender as necessidades dos clientes e de seus funcionários. Sem essa aplicação, a empresa possivelmente não se sustentaria no mercado, pois conseguiu sua estabilidade financeira graças à diminuição do espaço físico da loja que comercializava seus produtos para oferecer mais serviços que seus clientes queriam.

O programa de fidelização da empresa também foi bem estabelecido, uma vez que motivou os clientes a voltarem cada vez mais à loja, apresentarem amigos e, ao mesmo tempo, sentirem-se bem com os serviços prestados pela empresa.

Para realizar o marketing de relacionamento, não há necessidade de dispender altos e grandiosos investimentos; pelo contrário, um simples sistema de banco de dados com as informações dos clientes já pode auxiliar e muito. Esse sistema dará à empresa informações necessárias para satisfazer e manter a relação dos clientes. Do mesmo modo, uma simples pesquisa de satisfação mostrará qual caminho a empresa tem que seguir para agradar e conseguir alavancar sua carteira de clientes.

Os clientes de hoje não buscam adquirir apenas determinado produto ou serviço, eles buscam suprir uma necessidade e, muitas vezes, mais do que isso: compram o prazer que o produto ou serviço vai proporcionar.

Pode-se concluir, portanto, que se quiserem ter êxito em suas atividades, as empresas de qualquer segmento devem conhecer e manter uma relação próxima e duradoura com seu cliente, utilizando estratégias de fidelização para conseguir sobreviver no mercado.

conclusão

Deixe pegadas sólidas...
não apenas rastros na areia

Tanto na vida social e familiar como nos negócios, existem dois tipos básicos de seres humanos: os que deixam pegadas sólidas e duradouras, e os que deixam apenas vestígios e rastros na areia. Podemos constatar isso usando como exemplo os homens das cavernas através do tempo: existem aqueles que deixaram apenas rastros e vestígios, restos de fogueiras, sobras de alimentos, ossos e utensílios domésticos, que hoje podemos estudar e cuja existência e modo de vida podemos apenas imaginar. Mas, felizmente, existem também os homens que deixaram "pegadas sólidas", como as pinturas feitas nas cavernas, contando a sua história e o seu modo de vida para o futuro.

Na atualidade, podemos considerar como rastros na areia aqueles deixados por empresas – principalmente as de médio ou pequeno porte – que não têm uma visão do futuro, que não pensam em se expandir, que vivem em função somente de garantir o seu faturamento e sua subsistência. Já para as grandes empresas cujo principal objetivo é apenas o lucro, chegando ao ponto de cometer o chamado "canibalismo" industrial, comercial e, muitas vezes, até profissional, os vestígios deixados também não serão duradouros.

Canibalismo industrial ou comercial existe quando uma grande indústria ou comércio adquire uma pequena ou média empresa que possa ameaçá-la, não se importando com seus consumidores e muito menos com seus funcionários, seus métodos de trabalho e produtos. O único objetivo é eliminar seu concorrente. Já o canibalismo profissional ocorre quando uma empresa contrata um profissional com o objetivo de anular o potencial criativo que ele desenvolvia na empresa concorrente. Em algumas empresas de grande porte, há ainda o canibalismo do profissional veterano, pois essas empresas impõem restrições ou regras que acabam limitando a idade de trabalho de seus funcionários, sem se importar com sua capacidade profissional.

Por outro lado, as pessoas ou empresas que deixam pegadas sólidas são aquelas que, antes do lucro, visam ao conforto dos seus clientes e colaboradores, à qualidade dos seus produtos e serviços, aos preços justos, à evolução e à atualização de acordo com as tendências de mercado, pensando sempre no futuro, com ética e respeito para com seus concorrentes e, quando necessário, seguindo seus bons exemplos, agregando e aprimorando boas ideias, valores e boas práticas.

Os profissionais que deixam pegadas sólidas e duradouras são aqueles que se preocupam sempre em se atualizar e estar em sintonia com o mercado em que atuam; que procuram sempre aprimorar seu conhecimento intelectual e não deixam de lado boas ideias e oportunidades que lhes são oferecidas; tomando cuidado, no entanto, com ofertas de ganho fácil e rápido, que geralmente são armadilhas da vida profissional. Esses profissionais procuram agir com o coração, mesmo que isso venha a diminuir o seu rendimento financeiro, pois isso no futuro lhes trará lucros maiores e duradouros. Com certeza essas pequenas atitudes serão um exemplo a ser seguido, valorizando a sua marca ou o seu nome.

Bibliografia

ALVAREZ, M. L. G. *Lesões nos pés em podologia esportiva*. São Paulo: Podologia Hoje Publicações, 2006.

ANCHIETA, J. *apud* VIOTTI, H. A. *Cartas, correspondência ativa e passiva do Padre Joseph de Anchieta, S.J*. São Paulo: Edições Loyola, 1984.

ANVISA. *O que devemos saber sobre medicamentos*. Disponível em http://portal.anvisa.gov.br/wps/wcm/connect/92aa8c00474586ea9089d43fbc4c6735/Cartilha%2BBAIXA%2Brevis%C3%A3o%2B24_08.pdf?MOD=AJPERES. Acesso em 26/5/2014.

_____. *Vocabulário controlado de formas farmacêuticas, vias de administração e embalagens de medicamentos*. Disponível em http://portal.anvisa.gov.br/wps/wcm/connect/497d908047458b5f952bd53fbc4c6735/vocabulario_controlado_medicamentos_Anvisa.pdf?MOD=AJPERES. Acesso em 26/5/2014.

AZULAY, D. R. & AZULAY, R. D. *Dermatologia*. Rio de Janeiro: Guanabara Koogan, 1999.

BAIÃO, A. *História da expansão portuguesa no mundo*. Lisboa: Ática, 1939.

BALBINO, C. A & Brandão, A. "Anti-Inflamatórios: uma compreensão total". Em *Revista Pharmacia Brasileira*, nº 81, 2011.

BARAN, R. *Doenças da unha: tratamento clínico e cirúrgico*. Rio de Janeiro: Revinter, 2000.

_____ & HANEKE, E. *Diagnóstico diferencial da unha*. Trad. Samira Yaraki. São Paulo: Livraria Médica Editora, 2009.

BASMAGIAN, S. "Embriologia do pé". Em VILADOT, A. *Quinze lições sobre patologia do pé*. Rio de Janeiro: Revinter, 2003.

BATISTA, F. *Uma abordagem multidisciplinar sobre o pé diabético*. São Paulo: Andreoli, 2010.

BATISTUZZO, J. A. de O.; ITAYA, M. & ETO, Y. *Formulário médico farmacêutico*. 4ª ed. São Paulo: Pharmabooks, 2011.

BEGA, A. *Feridas e curativos em podologia*. São Paulo: Scortecci Editora, 2004.

_____. & LAROSA, P. R. R. *Podologia: bases clínicas e anatômicas*. São Paulo: Martinari, 2010.

BEZIERS, M. M. & PIRET, S. *A coordenação motora: aspecto mecânico da organização psicomotora*. São Paulo: Summus, 1990.

BOGMANN, I. M. *Marketing de relacionamento*. São Paulo: Nobel, 2000.

BRUNTON, L. L; CHABNER, B. A. & KNOLLMANN, B. C. *As bases farmacológicas da terapia de Goodman & Gilman*. 12ª ed. Porto Alegre: Artmed, 2012.

_____.; LAZO, J. S.; PARKER, K. L. *Goodman & Gilman – Manual de farmacologia e terapêutica*. 10ª ed. Porto Alegre: Artmed, 2010.

CALAIS-GERMAIN, B. *Anatomia para o movimento*. Barueri: Manole, 2002.

CBO 2002: *Classificação Brasileira de Ocupações*. São Paulo: Edipro, 2002.

COTRAN, R. S.; KUMAR, V. & COLLINS, T. *Patologia estrutural e funcional*. 6ª ed. Rio de Janeiro: Guanabara Koogan, 2000.

FERRACINI, F. T.; FILHO, W. M. B. *Farmácia clínica: segurança na prática hospitalar*. Rio de Janeiro: Atheneu, 2011.

FERREIRA, R. C. *et al.* "Artropatia de charcot do mediopé no paciente diabético: complicação de uma doença epidêmica". Em *Revista brasileira de ortopedia*, 47(5), São Paulo, set./out. 2012.

GORDON, R. *A assustadora história da medicina*. São Paulo: Ediouro, 1996.

GRUPO DE ESTUDOS E PESQUISA EM SEGURANÇA DO PACIENTE – ESCOLA DE ENFERMAGEM DE RIBEIRÃO PRETO. *Pé Diabético/Módulo de Ensino/ Avaliação dos Pés*. Disponível em http://www2.eerp.usp.br/site/grupos/ feridascronicas/index.php?option=com_content&view=article&id= 42&Itemid=60. Acesso em 18/8/2017.

GRUPO DE TRABALHO INTERNACIONAL SOBRE PÉ DIABÉTICO. *Consenso Internacional sobre Pé Diabético*. Brasília: Secretaria de Estado de Saúde do Distrito Federal, 2001. Disponível em http://189.28.128.100/dab/docs/ publicacoes/geral/conce_inter_pediabetico.pdf. Acesso em 14/8/2017.

HELFAND, A. E. "Podiatry in a total geriatric health program: common foot problems of the aged". Em *Journal of the American Geriatrics Society*, vol. 15, nº 6, 2007.

HÉLITO, A. S. & KAUFFMAN, P. *História, cultura e práticas correntes de medicina*. São Paulo: Nobel, 2007.

JUSTINO, C. P.; JUSTINO, A. P. & NOGUEIRA, R. M. *Podologia no esporte*. São Paulo: Páginas do Brasil, 2009.

JUSTINO, J. R.; JUSTINO, C. A. P. & BOMBONATO, A. M.; *Podologia: calos e calosidades*. São Paulo: Ed. do Autor, 2009.

_____. *Podologia: patologia das unhas*. São Paulo: Ed. do Autor, 2011.

INSTITUTO DA CRIANÇA COM DIABETES. "Sobre a doença". Disponível em http://www.icdrs.org.br/sobre_a_doenca.php. Acesso em 15/8/2017.

KOTLER, P. *Administração de marketing*. São Paulo: Prentice Hall, 2002.

____ & R., E. L. *Marketing social: estratégias para alterar o comportamento público*. Trad. José Ricardo Azevedo e Elizabethe Maria Braga. Rio de Janeiro: Campus, 1992.

LAVABRE, M. "Química dos óleos essenciais". Em *Aromaterapia: a cura pelos óleos essenciais*. São Paulo: Nova Era, 1997.

LOPES, O. de C. *A medicina no tempo*. Vols. I e II. São Paulo: Melhoramentos, 1970.

MADELLA JUNIOR, O. *Dicionário ilustrado de podologia*. 5ª ed. rev. e ampl. São Paulo: Ed. do Autor, 2015.

MAYALL, R. C. *Pé diabético*. Barueri: Manole, 1975.

MAYER, G. *et al*. *Antibióticos – Síntese de proteínas, síntese de ácidos nuclêicos e metabolismo. Bacteriologia*. Disponível em http://pathmicro.med.sc.edu/portuguese/chapter_6_bp.htm. Acesso em 8/6/2014.

MALUF, S. "Os carreadores: óleos vegetais". Em *Aromaterapia*. São Paulo: Ed. do autor, 2008.

MANSO, E. F. "Aromaterapia: um aroma terapêutico". Em *Revista Cosmetics & Toiletries*, vol. 17, nº 5, set-out 2005.

MINISTÉRIO DA SAÚDE. *Manual do pé diabético: estratégias para o cuidado da pessoa com doença crônica*. Brasília-DF, 2016. Disponível em http://189.28.128.100/dab/docs/portaldab/publicacoes/manual_do_pe_diabetico.pdf. Acesso em 15/08/2017.

NARDIN, P. & GUTERRES, S. S. "Alfa-hidroxiácidos: aplicações cosméticas e dermatológicas". Em *Caderno de Farmácia*, vol. 15, nº 1, 1999.

NOVOA, H. C. F. *Podologia*. Buenos Aires: Ed. Medica Panamericana, 1964.

NUSSBAUMER, P. *et al*. *Unha: técnicas e procedimentos no aparelho ungueal*. São Paulo: Páginas do Brasil, 2007.

PAPARELLA, M. "Anatomia e biomecânica do pé". Em VILADOT, A. *Quinze lições sobre patologia do pé*. Rio de Janeiro: Revinter, 2003.

PENNA, G.O.; TEIXEIRA, M. G.; PEREIRA, G.F.M. *Dermatologia na atenção básica de saúde*. Cadernos de Atenção Básica nº 9. Série A – Normas de Manuais Técnicos nº 174. Brasília: Ministério da Saúde, 2002. Disponível em http://bvsms.saude.gov.br/bvs/publicacoes/guiafinal9.pdf. Acesso em 1º/5/2017.

PESSINI, L. "Bioética, envelhecimento humano e dignidade". Em FREITAS, E. V. *et al*. (org.). *Tratado de geriatria e gerontologia*. Rio de Janeiro: Guanabara Koogan, 2006.

PIEDADE, P. *Podologia: técnicas de trabalho e instrumentação em podologia dos pés*. São Paulo: Editora Senac São Paulo, 1999.

PINTO, J. M. "Os pés do idoso e suas repercussões na qualidade de vida". Em FREITAS, E. V. *et al*. (org.). *Tratado de geriatria e gerontologia*. Rio de Janeiro: Guanabara Koogan, 2002.

RANG, H. P.; DALE, M. M. & RITTER, J. M. *Farmacologia*. 6ª ed. Rio de Janeiro: Elservier, 2006.

ROCCO, J. C. P. *Avaliação do pé geriátrico e sua relação com quedas*. Dissertação de mestrado – Faculdade de Medicina, Universidade de São Paulo, 2000.

SCHNEIDER, M. J. & SUSSMAN, M. D. *Como tratar seus pés*. São Paulo: Ediouro, 1983.

SCHOLL, W. M. *The human foot: anatomy, deformities and treatment*. Chicago: The Foot Specialist, 1920.

SILVERTHORN, D. U. *Fisiologia humana*. Barueri: Manole, 2003.

SOCIEDADE BRASILEIRA DE DERMATOLOGIA. *Hanseníase*. Disponível em http://www.sbd.org.br/doencas/hanseniase/. Acesso em 3/6/2014.

SUPERINTENDÊNCIA DE ATENÇÃO PRIMÁRIA – PREFEITURA DO RIO DE JANEIRO. *Guia de referência rápida: Diabetes mellitus*, 2013. Disponível em http://www.rio.rj.gov.br/dlstatic/10112/4446958/4111923/GuiaDM.pdf. Acesso em 15/8/2017.

TERNIA, F. M. M. *Tratado de podología*. Buenos Aires: Ediciones Siglo XX, 1992.

THE CHEMISTRY OF ESSENTIAL OILS, AND THEIR CHEMICAL COMPONENTS. Disponível em http://www.essentialoils.co.za/components.htm. Acesso em 2/11/2013.

THOMPSON, J. E. & DAVIDOW, L. W. *A prática farmacêutica na manipulação de medicamentos*. 3ª ed. Porto Alegre: Artmed, 2013.

THORWALD, J. *O segredo dos médicos antigos*. São Paulo: Melhoramentos, 1962.

TINNETI, M. E.; SPEECHLEY, M. "Prevention of falls among elderly". Em *The New England Journal of Medicine*, vol. 320, 2002.

TISSERAND, Robert. "Ideias práticas e receitas". Em *A arte da aromaterapia*. São Paulo: Roca, 1993.

TOSTI, A.; PIRACCINI, B. M. & DI CHIACCHIO, N. *Doenças das unhas: clínico, cirúrgico*. São Paulo: Luanan Livraria Editora, 2007.

VAN de GRAAFF, K. M. *Anatomia Humana*. Tradução da 6ª ed., original e revisão científica Nader Wafae. Barueri: Manole, 2003.

VIANA, M. A. F. *Fundamentos de teoria podológica*. Contagem: Lithera Maciel, 2007.

_____. *Manual podológico*. Belo Horizonte: Fapi, 2009.

VIEIRA, S. M. & PROA, A. L. *Unhas: técnicas de embelezamento e cuidados básicos com mãos e pés*. Rio de Janeiro: Senac Nacional, 2005.

WANNMACHER, L. "Uso indiscriminado de antibióticos e resistência microbiana: uma guerra perdida?". Em *Uso Racional de Medicamentos*, vol. 1, nº 4. Brasília, 2004.